Hans-Jürgen Seelos

Theorie der Medizinischen Informatik

Lehrbuch

Die Reihe „Lehrbuch", orientiert an den Lehrinhalten des Studiums an Fachhochschulen und Universitäten, bietet didaktisch gut ausgearbeitetes Know-how nach dem State-of-the-Art des Faches für Studenten und Dozenten gleichermaßen.

Unter anderem sind erschienen:

Neuronale Netze und Fuzzy-Systeme
von D. Nauck, F. Klawonn und R. Kruse

Interaktive Systeme
von Christian Stary

Evolutionäre Algorithmen
von Volker Nissen

Stochastik
von Gerhard Hübner

Algorithmische Lineare Algebra
von Herbert Möller

Von Pascal zu Assembler
von Peter Kammerer

Neuronale Netze
von Andreas Scherer

Objektorientiertes Plug and Play
von Andreas Solymosi

Rechnerverbindungsstrukturen
von Bernhard Schürmann

Rechnerarchitektur
von Paul Herrmann

Unternehmensorientierte Wirtschaftsinformatik
von Paul Alpar, Heinz Lothar Grob, Peter Weimann und Robert Winter

Konstruktion digitaler Systeme
von Fritz Mayer-Lindenberg

Theorie der Medizinischen Informatik
von Hans-Jürgen Seelos

Vieweg

Hans-Jürgen Seelos

Theorie der Medizinischen Informatik

Eine Einführung

Die deutsche Bibliothek – CIP-Einheitsaufnahme

Seelos, Hans-Jürgen:
Theorie der Medizinischen Informatik: eine Einführung / Hans-Jürgen Seelos. – Braunschweig; Wiesbaden: Vieweg, 1998
(Vieweg-Lehrbuch)

Der Verlag Vieweg ist ein Unternehmen der Bertelsmann Fachinformation GmbH.

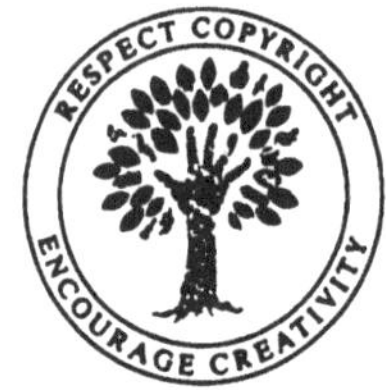

http://www.vieweg.de

Höchste inhaltliche und technische Qualität unserer Produkte ist unser Ziel. Bei der Produktion und Verbreitung unserer Werke wollen wir die Umwelt schonen: Dieses Werk ist auf säurefreiem und chlorfrei gebleichtem Papier gedruckt. Die Einschweißfolie besteht aus Polyäthylen und damit aus organischen Grundstoffen, die weder bei der Herstellung noch bei Verbrennung Schadstoffe freisetzen.

Druck und buchbinderische Verarbeitung: Lengericher Handelsdruckerei, Lengerich

ISBN-13: 978-3-322-83089-0 e-ISBN-13: 978-3-322-83088-3

DOI: 10.1007/ 978-3-322-83088-3

1 Einleitung

Wie jede Naturwissenschaft durchläuft auch die Medizinische Informatik als die Wissenschaft von der Informationsverarbeitung und der Gestaltung informationsverarbeitender Systeme in der Medizin und im Gesundheitswesen deskriptive, systematische und nomothetische Phasen (vgl. [T. S. Kuhn, 1976]).
Die nomothetische Phase reflektiert die aktuelle Diskussion über die wissenschaftstheoretischen Defizite des traditionellen Paradigmas der Medizinischen Informatik. Sie geht einher mit der Forderung und dem Bestreben einer Generalisierung und Systematisierung des mit der Modellierung technologischer Artefakte in der Medizin gewonnenen empirischen Wissens [J. H. van Bemmel, 1984; J. H. van Bemmel et al., 1988; P. L. Reichertz, 1977b; H.-J. Seelos, 1992 und 1994c]. Wichtige Grundlagen hierzu wurden zwischenzeitlich mit der Herausgabe des *„Wörterbuches der Medizinischen Informatik“* [H.-J. Seelos, 1990] sowie diversen methodologisch akzentuierten Lehrbüchern [F. Grémy, 1987; P. L. Reichertz et al., 1977c; E. H. Shortliffe et al., 1990; H.-J. Seelos, 1997a; F. Wingert, 1979] geschaffen. Der erreichte Entwicklungsstand schien nunmehr eine geschlossene Darstellung im Sinne des von [G. Patzak, 1982] eingeführten Modells der Realwissenschaften zu rechtfertigen.

Das in Abbildung 1-1 wiedergegebene Modell unterscheidet vier Aussagesysteme:

- Aussagen zur Begriffsbestimmung und semantischen Standardisierung (Terminologie),
- Aussagen zur Beschreibung und Erläuterung von Realphänomenen (Empirie),
- Aussagen zur Erklärung und Voraussage von Zusammenhängen (Theorie),
- Aussagen zur gestaltenden Veränderung von Realsystemen (Praxeologie).

Daraus kann „ein Ablauf herausgelesen werden, der von der Beobachtung der Praxis als Empirie über die Theorie zur Anwendung von Erkenntnissen in der Praxis abläuft, wobei als zentraler Bereich die Terminologie als Hilfsmittel und Katalysator wirkt“ [G. Patzak, 1982].

Davon ausgehend will das vorliegende Buch mit dazu beitragen, dieses empirische Wissen in eine wissenschaftstheoretisch fundierte Struktur zu bringen. Der gewählte allgemeingültige, von fachlichen Restriktionen befreite systemtheoretische Ansatz [L. Bertalanffy, 1968] abstrahiert daher ganz bewußt von einzelnen methodologischen Aspekten oder konkreten Anwendungssystemen. Behandelt werden in den nachfolgenden Kapiteln

- das Wissenschaftsparadigma der Medizinischen Informatik,
- ihr Erfahrungsobjekt,
- ihr Erkenntnisobjekt sowie
- ihre Erklärungs- und Gestaltungsaufgabe.

Abb. 1-1: Modell der Realwissenschaften [G. Patzak, 1982], S. 9.

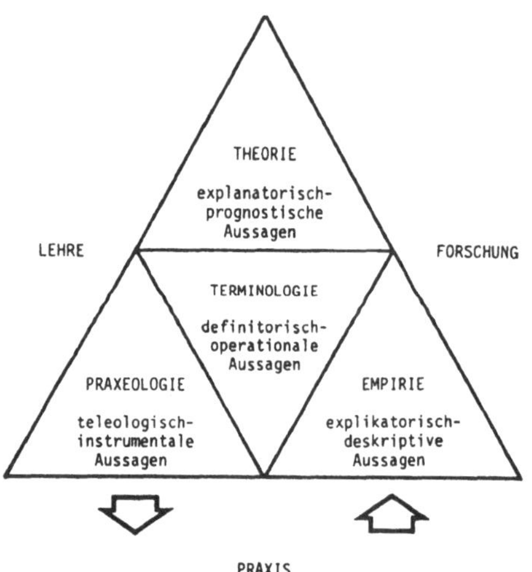

Dieses Buch ist zum einen als eine theoretische Unterweisung gedacht, die den Leser beim Einstieg in die Medizinische Informatik unterstützt. Andererseits ist es aber auch als „Nachschlagewerk" für den späteren Gebrauch konzipiert. Diesem Zweck dient ein Index (siehe Kapitel 8), der das Auffinden der Stichworte und Begriffe erleichtert. Weiterhin sind aus didaktischen Gründen wesentliche Aussagen, auch unter Inkaufnahme einer gewissen Komplexität, jeweils in entsprechenden Abbildungen verdichtet, die im Text ausführlich erläutert werden. Das Literaturverzeichnis in Kapitel 7 berücksichtigt nicht nur zitierte sondern auch weiterführende Zitate. Ferner faßt Kapitel 6 nochmals sämtliche wissenschaftstheoretischen Aussagen (Theoreme) zusammen.

2 Wissenschaftsparadigma

Die Medizin mit ihren institutionalisierten Einrichtungen zur Gesundheitsfürsorge, Krankenversorgung sowie zur medizinischen Forschung und Lehre ist eingebettet in die soziologischen Strukturen ihrer Umgebung und wird von ihr vielfältig beeinflußt. Ebenso gehen von ihr aber auch Einflüsse auf diese Umgebung aus. Wie Abbildung 2-1 skizziert, entwickelt sich die Medizin nicht in einem freien Raum, sondern in ihr spiegeln sich die soziologischen, ökonomischen, rechtlichen, ökologischen, demographischen, (informations-)technologischen und anderen vielfältigen Einflüssse wider, welche die menschliche Gesellschaft ausmachen.

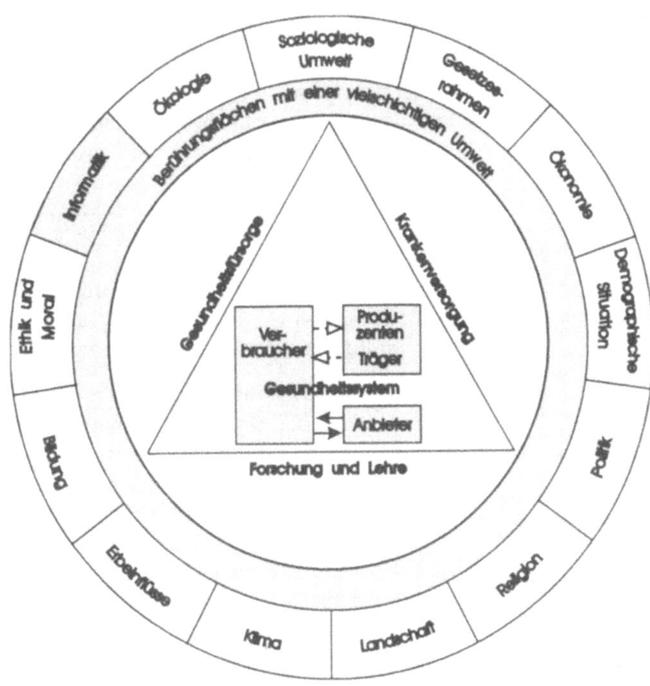

Abb. 2-1: Systemökologie der institutionalisierten Medizin (mod. nach [P.L. Reichertz et al., 1977a]). Das Gesundheitssystem, angedeutet durch die Verbraucher, Anbieter, Träger und Produzenten von Gesundheitsleistungen, ist eingebettet in ein komplexes Umfeld soziologischer Strukturen.

Beispielsweise ist die wirtschaftliche Situation für das Gesundheitssystem im allgemeinen wie für die Verbraucher, Anbieter, Träger und Produzenten von Gesundheitsleistungen im besonderen relevant. Änderungen von gesetzlichen Grundlagen und Voraussetzungen haben ihren Einfluß auf Entscheidungen in entsprechenden Situationen. Die Gesundheitspolitik setzt Prioritäten für Entwicklungen, so etwa Fördermaßnahmen auf einem bestimmten Gebiet. Religiöse Vorstellungen haben auf die Haltung des Patienten oder die ärztliche Praxis ebenso Einfluß wie technologische Entwicklungen. Die genetische Struktur der Bevölkerung, die geographische Situation, aber auch das Klima beeinflußt die Inzidenz von Krankheiten. Bildung sowie ethische und moralische Handlungsnormen sind wiederum von großer Bedeutung für das gesamte soziologische Verhalten. Von daher ist es verständlich und konsequent, daß auch die Medizin oder das Gesundheitssystem von der Informatik, der Wissenschaft, Technik und Anwendung der computergestützten Informationsverarbeitung [GI, 1996; R. Valk, 1997], nicht unbeeinflußt bleiben konnte; weder in der passiven Reaktion auf die vorgehenden Veränderungen, noch im Hinblick auf die aktive Einbeziehung der Informations- und Kommunikationstechnologie zur Bewältigung der vielfältigen Aufgaben der Informationsverarbeitung oder zur Lösung konkreter Anwendungsprobleme. So können wir formulieren:

Theorem 1:

> Die Medizin erfährt zwangsläufig eine Berührung mit der Informatik weil sie Teil einer realen Welt ist, in der sich tiefgreifende Veränderungen durch die Informations- und Kommunikationstechnologie ereignen. Umgekehrt beeinflußt die Medizin die Informatik durch ihre spezifischen Anforderungen.

Weiterhin folgt aus der oben beschriebenen Systemökologie der Medizin, daß die effiziente Anwendung der Informatik in der Medizin und im Gesundheitswesen zwangsläufig vielfältige Implikationen hat. So ist etwa eine weitreichende Kenntnis der Relationen zwischen den einzelnen Elementen des Gesundheitssystems, der speziellen Konstellation interdisziplinär geprägter Zielkriterien zwischen Routineerfordernissen, methodisch-wissenschaftlichen Ansprüchen, ökonomischen und soziologischen Bedingungen sowie der jeweils verfügbaren informationstechnologischen Möglichkeiten erforderlich, um über eine reaktive Systemanalyse hinaus zu innovativen und in der Praxis akzeptierten Anwendungssystemen zu kommen. Dieses Wissen um die Systemökologie der Medizin und die spezifische Kombination der aus unterschiedlichen Disziplinen anzuwendenden methodischen Verfahrensweisen begründen die Auffassung, daß die Anwendung der Informatik in der Medizin zur Lösung konkreter Probleme der Informationsverarbeitung weder von der Medizin noch von der Informatik her allein befriedigend zu lösen ist. Vielmehr bedarf es eines interdisziplinären polymethodischen Ansatzes unter Einbeziehung medizinischer, pflegerischer, informatischer, informationsrechtlicher, technischer, betriebswirtschaftlicher, soziologischer und gesundheitsökonomischer Aspekte. Ausdruck des Bestrebens, einen solchen Ansatz wissenschaftlich zu unterbauen und durch Ausbildungskonzepte zu konkretisieren (vgl. [GMDS/GI, 1993; R. Haux et al., 1994; H. J. Trampisch et al., 1992]), war die Entwicklung einer speziellen anwendungsbereichsspezifischen Informatik - der Medizinischen Informatik [ACM, 1987]. Wir folgern:

Theorem 2:

> Die Medizinische Informatik ist eine anwendungsbereichsspezifische Informatik, die durch die besonderen Charakteristiken der Medizin begründet wird.

Den Zielen der Medizinwissenschaft (Förderung, Erhaltung und Wiederherstellung der individuellen und kollektiven Gesundheit) folgend, zielt die Medizinische Informatik als Beitrag zu den Gesundheitswissenschaften darauf ab, die Funktionen der Gesundheitsfürsorge und Krankenversorgung sowie die medizinische Forschung und Lehre im Bereich der Informationsverarbeitung zu unterstützen, das heißt:

Theorem 3:

> Ziel der Medizinischen Informatik ist es, durch die Anwendung formaler Methoden und Konzepte der Informatik und Einsatz zeitgemäßer Informations- und Kommunikationstechnologien Struktur, Prozeß und Ergebnis der Gesundheitsversorgung sowohl in praktischen als auch in theoretischen Aspekten zu unterstützen.

So gesehen muß das Gesundheitssystem als Ganzes, also der Komplex aus (biologischem) Objektsystem und (soziotechnischem) Subjektsystem in der Medizin, als Objektsytem der Medizinischen Informatik aufgefaßt werden [J.R. Möhr et al., 1982] oder wissenschaftstheoretisch ausgedrückt ([H.-J. Seelos, 1985a], siehe Abb. 2-2):

Theorem 4:

> Die Medizin oder das Gesundheitssystem als Ganzes ist Erfahrungsobjekt der Medizinischen Informatik, also der Ausschnitt der realen Welt, auf den sich ihr wissenschaftliches Interesse richtet.

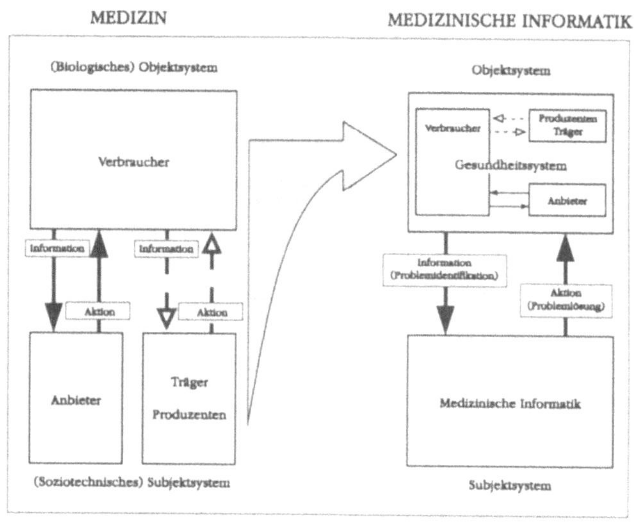

Abb. 2-2: Relationen zwischen Subjekt- und Objektsystem in der Medizin und in der Medizinischen Informatik [H.-J. Seelos, 1985a]. Das Subjektsystem beeinflußt das Objektsystem im Sinne seiner Systemziele.

Wie die Fachgebietsbezeichnung "Medizinische Informatik" vermuten läßt, beruht ihre Existenz auf der Verknüpfung von zwei Wissenschaften (Informatik, Medizin) oder deren Erfahrungsobjekten. Davon ausgehend muß das Paradigma der Medizinischen Informatik sowohl aus dem Erfahrungsobjekt der Medizinwissenschaft (das menschliche Individuum oder das Gesundheitssystem als Ganzes) als auch aus dem Erfahrungsobjekt der Informatik (informationsverarbeitende Systeme) abgeleitet werden. Die Erkenntnisobjekte der Medizinischen Informatik stellen sich mithin dar als informationsverarbeitende Systeme in der Medizin und im Gesundheitswesen, die, abstrahiert aus ihrem Erfahrungsobjekt, biologischen Objektsystemkomponenten (biologische Informationssysteme) oder soziotechnischen Subjektsystemkomponenten (einzel- und überbetriebliche Informationssysteme) inhärent sind (siehe Abb. 2-3). Diese Betrachtungsweise berücksichtigt nicht nur die von der Medizinischen Informatik traditionell behandelten biologischen und medizinischen, sondern auch die administrativen und logistischen, d. h. alle Informationsprozesse eines gegebenen Informationssystems [H.-J. Seelos, 1988a].

Wir definieren damit als Theorem 5:

Theorem 5:

Erkenntnisobjekte der Medizinischen Informatik sind die aus ihrem Erfahrungsobjekt aspektrelativ abstrahierten informationsverarbeitenden Systeme.

Abb. 2-3: Erfahrungsobjekt und Erkenntnisobjekte der Medizinischen Informatik.

Erfahrungsobjekt	**Gesundheitssystem**	
	Soziotechnische (Subjekt)Systemkomponenten Private oder öffentliche Unternehmungen, Vereinigungen, Verwaltungen	Biologische (Objekt)Systemkomponenten Menschliche Individuen, Organismen oder Teile (Gewebe, Zelle, Substrukturen)
Erkenntnisobjekte	**Informationsverarbeitende Systeme**	
	(Computergestützte) betriebliche Informationssysteme	(Computergestützte) biologische Informationssysteme

Entsprechend der Unterscheidung ihrer Erkenntnisobjekte in biologische und betriebliche Informationssysteme gliedert sich das Wissenschaftsgefüge der Medizinischen Informatik in zwei Teilbereiche

- "Biologische Informatik" und
- "Health Informatics" (Gesundheits(system)informatik),

die sich, dem durch Spezialisierung und Differenzierung geprägten wissenschaftlichen Erkenntnisprozeß folgend, wiederum in verschiedene Teilgebiete verzweigen. In gleicher Weise lassen sich, wie Abb. 2-4 zeigt, auch die Disziplinen strukturieren, zu denen die Medizinische Informatik enge Bezüge hat.

Als Realwissenschaft fällt der Medizinischen Informatik sowohl eine Erklärungs- als auch eine Gestaltungsaufgabe zu, die durch ihr Erkenntnisobjekt konkretisiert wird. Ausgehend von den Zielen der Medizinischen Informatik präzisieren wir nach Theorem 3:

Theorem 6:

Erklärungsaufgabe der Medizinischen Informatik ist die Analyse und Beschreibung informationsverarbeitender Systeme in der Medizin und im Gesundheitswesen; ihre Gestaltungsaufgabe ist die Modellierung computergestützter biologischer und betrieblicher Informationssysteme zur Lösung der im Rahmen der Systemanalyse identifizierten Probleme der Informationsverarbeitung.

Der methodische Zugang hierzu basiert auf der anwendungsbereichsspezifischen multidisziplinären Lehre von der Modellierung informationsverarbeitender Systeme zur Lösung konkreter Anwendungsprobleme (Information Systems Engineering) und dem Management des Problemlösungsprozesses (Projektmanagement). Entsprechend den spezifischen Problemen der Informationsverarbeitung in der Medizin bedarf es dazu auch der Implementierung spezieller Algorithmen, wie sie u. a. in dem vom Verfasser herausgegebenen Lehrbuch *„Medizinische Informatik, Biometrie und Epidemiologie"* [H.-J. Seelos, 1997a] näher ausgeführt sind.

Abb. 2-4: Wissenschaftsgefüge der Medizinischen Informatik.

Erkenntnisobjekt	**Betriebliche Informationssysteme**	**Biologische Informationssysteme**
Teilgebiete	**Health Informatics** • Krankenhausinformatik • Pflegeinformatik • Umweltinformatik	**Biologische Informatik** • Molekularbiologische Informatik • Dentalinformatik • Endoprothetik, Robotik
Nachbardisziplinen	• Wirtschaftsinformatik • Medizinbetriebslehre • „Public Health" • Gesundheitssystemforschung • Gesundheitsökonomie	• Biomedizinische Technik • Neuroinformatik

Das bisher Gesagte können wir nunmehr zusammenfassen und formulieren als Wissenschaftsparadigma der Medizinischen Informatik [H.-J. Seelos, 1992]:

Theorem 7:

> Medizinische Informatik ist die Wissenschaft von der Informationsverarbeitung und der Gestaltung informationsverarbeitender Systeme in der Medizin und im Gesundheitswesen.

Die Medizinische Informatik unterscheidet sich damit aspektrelativ (vgl. [W. Steinmüller, 1993]) von den Gesundheitswissenschaften, welche ebenfalls den realen Weltausschnitt "Medizin" unter den ihr eigenen problemrelevanten methodologischen Fragestellungen (Aspekten) beforschen; so zum Beispiel die Medizinische Biometrie, die Wissenschaft von der Theorie und

Anwendung statistischer Methoden im medizinisch - biologischen Bereich oder die Epidemiologie, als die Lehre von den Verteilungen von Krankheiten und deren Einflußfaktoren in menschlichen Bevölkerungsgruppen (siehe Abb. 2-5).

Abb. 2-5:
Aspekt - Perspektivität der Gesundheitswissenschaften. Für jede der hier dargestellten wissenschaftlichen Disziplinen, die den realen Weltausschnitt "Medizin" beforschen, erscheint jeweils ein anderer Ausschnitt aufgrund ihrer problemrelevanten methodologischen Fragestellung relevant. Gemeinsam ist den drei Disziplinen jedoch ihre gesundheitswissenschaftliche Ausrichtung und Zielsetzung.

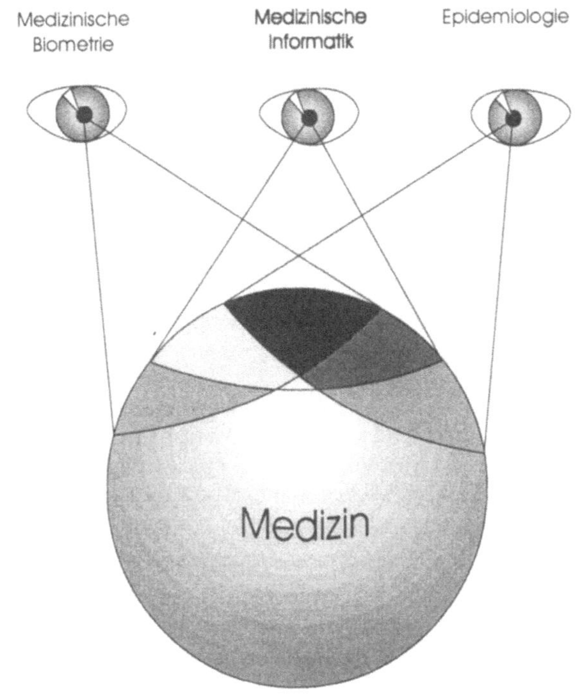

3 Erfahrungsobjekt

Informationsverarbeitung nimmt sowohl beim Management des einzelnen Patienten mit seinen individuellen Gesundheitsproblemen als auch beim Management von Einrichtungen der Gesundheitsversorgung eine wichtige Stellung ein. Die Verbesserung von Leistungsfähigkeit, Qualität und Wirtschaftlichkeit der Gesundheitsversorgung beinhaltet daher stets auch eine Auseinandersetzung mit Problemen der Dokumentation, Analyse, Steuerung, Kontrolle und Synthese von Informationsprozessen im Gesundheitssystem.

Da aber nur ein (Informations-)System, welches auch verstanden wird, modelliert werden kann, verlangt die Gestaltungsaufgabe der Medizinischen Informatik eine detaillierte Kenntnis ihres Erfahrungsobjektes oder die Systemanalyse des jeweils zu betrachtenden Erkenntnisobjektes, also seiner Strukturen, Prozesse und Systemökologie (vgl. Theorem 6, Erklärungsaufgabe). Da menschliche Individuen in der Gesundheitsversorgung sowohl als Subjekte (Handelnde) als auch als Objekte (Behandelte) auftreten können, müssen dabei auch psychologische und soziologische Faktoren berücksichtigt werden. Bezogen auf das Gesundheitssystem als Erfahrungsobjekt der Medizinischen Informatik haben wir uns daher im folgenden zu befassen mit:

- systemischen Aspekten der Gesundheitsversorgung,
- Komponenten des Subjekt- und Objektsystems der institutionalisierten Medizin,
- Subjekt-Objekt-Relationen in der Medizin,
- den konstitutiven Merkmalen der Gesundheitsleistungsproduktion sowie den
- sich daraus ergebenden Konsequenzen für die Gestaltungsaufgabe der Medizinischen Informatik.

3.1 Systemaspekte der Medizin

"Medizin" wird allgemein definiert als

- die Wissenschaft vom gesunden und kranken Lebewesen (Biosystem), von Ursachen, Erscheinungen und Wirkungen seiner Krankheiten, deren Erkennung, Behandlung und Verhütung (theoretische Medizin, experimentelle Medizin, klinische Forschung);
- die Ausübung der medizinischen Heilkunst durch die unterschiedlichen Berufsklassen in den verschiedenen Einrichtun-

gen der Gesundheitsversorgung (praktische Medizin).

Humanmedizin (im Gegensatz zur Veterinär- und Phytomedizin) orientiert sich am Menschen und stellt ihn als Individuum in den Mittelpunkt ihres Handelns. Davon ausgehend ist ihr Zielsystem ausgerichtet auf die Förderung, Erhaltung oder Wiederherstellung der individuellen (Individualmedizin) und kollektiven (Sozialmedizin) Gesundheit. Es wird realisiert durch die Funktionen der

- Gesundheitsfürsorge (Prävention) und
- Krankenversorgung (Behandlung, Pflege, Rehabilitation) sowie
- die medizinische Forschung und Lehre,

die, finanziert durch verschiedene Finanzierungsträger, in den einzelnen Sektoren des Systems der gesundheitlichen Sicherung, dem Gesundheitssystem, realisiert werden (siehe Abb. 3.1-1). Nach [C. von Ferber, 1971] können wir formulieren:

Theorem 8:

Medizin ist das institutionalisierte Ergebnis des Anspruchs, wissenschaftlich begründete und kompetente Hilfe zu gewährleisten, wo Gesundheit gestört oder in Gefahr ist.

Hierdurch wird die Bindung der Medizin an Strukturen und Einrichtungen bzw. Institutionen gekennzeichnet. Dies wirft die Frage auf, wie sich die institutionalisierte Medizin systemisch darstellt.

Definiert man ein System als eine Gesamtheit von Elementen, die miteinander durch Beziehungen verbunden sind, dann unterscheidet die institutionalisierte Medizin zwischen denen, die das System der Medizin ausüben (Subjektsystemkomponenten) und solchen, welche Zielobjekte dieser Ausübung sind (Objektsystemkomponenten). Die Gesundheitsökonomie qualifiziert erstere als Anbieter, die anderen als Verbraucher von Gesundheitsleistungen. Dabei definieren wir „Gesundheitsleistungen" folgendermaßen (dazu näher Abschnitt 3.5):

Theorem 9:

Gesundheitsleistungen sind für den fremden Bedarf bzw. den Absatz produzierte immaterielle Wirtschaftsgüter zur Förderung, Erhaltung oder Wiederherstellung der individuellen oder kollektiven Gesundheit.

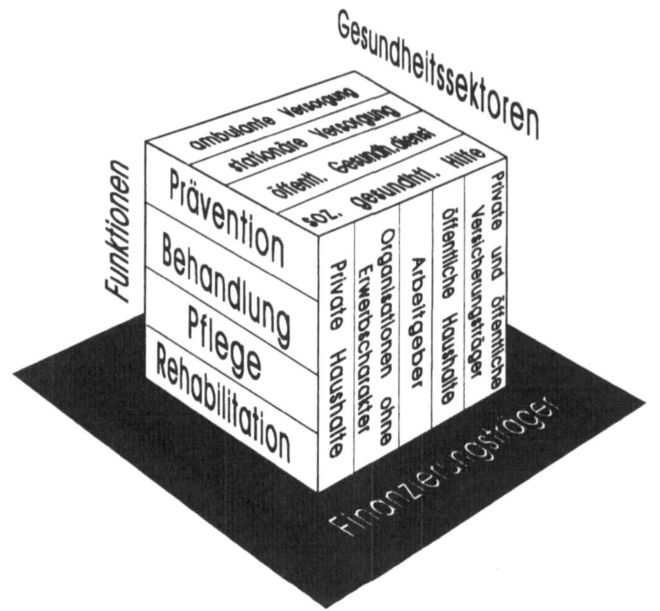

Abb. 3.1-1:
Die Funktionen der medizinischen Versorgung im System der gesundheitlichen Sicherung (mod. nach [P.L. Reichertz et al., 1977a], S. 37).

Die Gesamtheit der Verbraucher und Anbieter kann formal zum "Medizinsystem" zusammengefaßt werden. Es läßt sich als Teil eines übergeordneten Systems (Gesundheitssystem) begreifen, das wiederum in das "Gemeinwesen" eingebettet ist. Das Gesundheitssystem stellt die institutionalisierte Ausprägung des Gesamtsystems der gesundheitlichen Sicherung dar und umfaßt damit sämtliche Teilsysteme zur Förderung, Erhaltung oder Wiederherstellung der Gesundheit. Elemente des Gesundheitssystems sind nach diesen Vorstellungen daher auch solche Subjektsystemkomponenten (Individuen, Organisationen), die im Sinne der Ziele der Humanmedizin überwiegend nur mittelbar auf das Objektsystem einwirken, etwa als Finanzierungs-, Planungs- und Entscheidungsträger (Träger) oder als Anbieter logistischer Unterstützung (Produzenten). Das Gesundheitssystem setzt sich somit aus dem Medizinsystem ("Verbraucher" und "Anbieter"), ergänzt um die mittelbaren Subjektsystemkomponenten "Träger" und "Produzenten" zusammen (siehe Abb. 3.1-2).
Zwischen ihnen bestehen wegen der Beschaffung und dem Absatz von Gütern zahlreiche informationelle, organisatorische, logistische, ökonomische und rechtliche Beziehungen oder komplexe Netzwerkstrukturen (vgl. [F. A. Hayek, 1972; H. E.

Peterson et al., 1982]). Nationale Gesundheitssysteme unterscheiden sich durch die Allokation der Funktionen der medizinischen Versorgung in bezug auf die verschiedenen Anbieter von Gesundheitsleistungen, die Regeln für den Zugang des Verbrauchers zum Gesundheitssystem und die Finanzierung der Gesundheitsleistungen.

Abb. 3.1-2: Das medizinzentrierte Gesundheitssystem. "Träger" und "Produzenten" wirken mittelbar auf die Elemente des Medizinsystems, „Verbraucher" und "Anbieter", ein [H.-J. Seelos, 1988c].

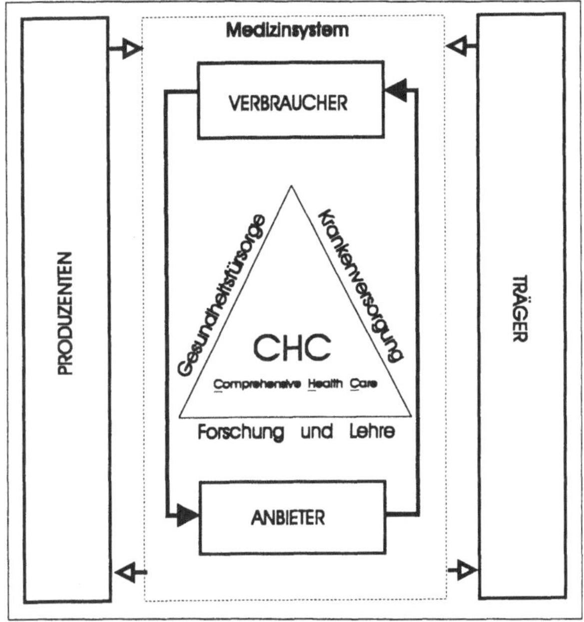

Systemisch beschreiben wir damit das Erfahrungsobjekt der Medizinischen Informatik wie folgt:

Theorem 10:

Im System der institutionalisierten Medizin wirken Subjektsystemkomponenten auf Objektsystemkomponenten direkt oder indirekt ein, um deren Gesundheit zu fördern, zu erhalten oder wiederherzustellen.

3.2 Komponenten des Subjektsystems

Der Leistungskonzeption des Gesundheitswesens folgend, werden Subjektsystemkomponenten von Wirtschaftssubjekten (private und öffentliche Unternehmungen, Vereinigungen und öffentliche Verwaltungen) repräsentiert, die Gesundheitsleistungen oder diesbezügliche Vorleistungen erbringen.

Im Gegensatz zu Objektsystemkomponenten (dazu näher Abschnitt 3.3) stellen sich Subjektsystemkomponenten dar als soziotechnische, zielgerichtete, offene, vernetzte und adaptive Systeme, weil

- sie aus einer abgrenzbaren Menge aufeinander bezogener Operationen von sozialen Einheiten und technischen Einrichtungen bestehen,
- ihr arbeitsteilig organisierter Leistungserstellungsprozeß zielorientiert ist,
- sie mit ihrer Umwelt Austauschbeziehungen materieller und informationeller Art unterhalten,
- sie sich ständig den Veränderungen ihrer dynamischen Umwelt (Gesundheitswirtschaft, Gesamtwirtschaft) anpassen müssen,
- sie vorrangig Gesundheitsleistungen als immaterielle Güter produzieren und mithin nach der von [C. Clark, 1957] aufgestellten sektoralen Gliederung der Volkswirtschaft dem tertiären Sektor, also der Dienstleistungswirtschaft, zugerechnet werden.

Unabhängig von konkreten Einrichtungen und medizinischen Funktionen können wir grundsätzlich nachstehende Subjektsystemkomponenten der institutionalisierten Medizin identifizieren:

- Anbieter
  Wirtschaftssubjekte, die ambulante, semistationäre und stationäre Gesundheitsleistungen erbringen (Medizinbetriebe); so z. B. Krankenhäuser, Arztpraxen, Rettungsdienste, Pflegeheime, werksärztliche Dienste, aber auch Einrichtungen des medizinischen Hilfspersonals wie Massagepraxen etc.;
- Träger
  Wirtschaftssubjekte, die vorrangig Gesundheitsleistungen finanzieren (Finanzierungsträger) und/oder den überbetrieblichen Mitteleinsatz steuern (Hoheitsträger); z. B. private Versicherungen, Versicherungen im Rahmen eines geordneten Versorgungssystems, andere Einrichtungen der Solidargemeinschaft oder auch direkte staatliche Organe;

- Produzenten
  Wirtschaftssubjekte, die mittelbar die Erbringung von Gesundheitsleistungen durch die Bereitstellung von Ressourcen oder die Erbringung von Vorleistungen unterstützen; z. B. die medizinische Investitions- und Bedarfsgüterindustrie.

Unterschiede zwischen diesen Wirtschaftssubjekten bestehen jedoch hinsichtlich ihrer Zielsetzung, ihrer Finanzierung und ihrer Leistungsinanspruchnahme (siehe Abb. 3.2-1).
Während private und öffentliche Unternehmungen mehr oder weniger nach Gewinnmaximierung oder zumindest nach Kostendeckung streben, zielen Vereinigungen und öffentliche Verwaltungen darauf ab, den Bedarf ihrer Mitglieder bzw. der Allgemeinheit zu decken. Ebenso unterschiedlich finanzieren sich diese Wirtschaftssubjekte: Unternehmungen finanzieren sich durch Erlöse, Vereinigungen durch Mitgliedsbeiträge und Verwaltungen durch Steuern und Abgaben [P. Eichhorn, 1987].

Abb. 3.2-1: Subjektsystemkomponenten der institutionalisierten Medizin.

Merkmale	Wirtschaftssubjekte		
	Unternehmungen	**Vereinigungen**	**Verwaltungen**
Zielsetzung	Gewinnstreben Kostendeckung	Deckung von Gruppenbedarf	Deckung von Allgemeinbedarf
Finanzierung	(Umsatz-) Erlöse	Beiträge Umlagen	Abgaben
Beispiele	Krankenhäuser Arztpraxen Rettungsdienste	Krankenversich. Rentenversich. Unfallversich. Gesundheits-verbände	Gesundheits-fachverwal-tung Gesundheits-ämter

Als Subjektsystemkomponenten qualifizieren wir mithin:

Theorem 11:

> Subjektsystemkomponenten des Erfahrungsobjekts der Medizinischen Informatik sind Wirtschaftssubjekte oder soziotechnische Systeme, die Gesundheitsleistungen produzieren oder diesbezügliche Vorleistungen erbringen.

3.3 Komponenten des Objektsystems

Medizin wirkt auf biologische Systeme ein, um deren Gesundheit zu fördern, zu erhalten oder wiederherzustellen.

"Gesundheit" und "Krankheit" sind abstrakte Begriffe, denen abhängig von aktuellen Gegebenheiten wie etwa dem Alter des Patienten und der Erkrankung, den erworbenen Voraussetzungen und Reaktionsweisen des Patienten, seinem allgemeinen Zustand und sozio-ökonomischen Status sowie den technologischen, kulturellen, soziologischen, gesundheitspolitischen, klimatischen und geographischen Faktoren der konkreten Systemökologie, in der sich die Erkrankung abspielt, unterschiedliche semantische Inhalte zugeordnet werden. Mithin ist auch die Zieldefinition eines Gesundheitssystems veränderlich und dies sowohl zwischen einzelnen Systemen als auch in der Entwicklung innerhalb eines staatlichen oder regionalen Gefüges.

Gesundheit nach der Definition der Weltgesundheitsorganisation (WHO) ist im weitesten Sinn der Zustand des vollkommenen physischen, psychischen und sozialen Wohlbefindens. Im engeren Sinn kann Gesundheit damit verstanden werden als das subjektive Empfinden des Fehlens körperlicher, geistiger und seelischer Störungen bzw. Veränderungen. Wenn [C. M. Wylie, 1970] sagt, daß „Gesundheit" der Zustand der vollständigen und andauernden Adaption eines Individuums oder Kollektivs an seine Umgebung ist, so drückt er damit aus, daß ständige Veränderungen vorgehen und insgesamt von dem Individuum oder einer Gemeinschaft her diese Anpassung in das Bewußtsein eingeht und Krankheit dann empfunden wird, wenn diese Relation zur Umwelt gestört wird, bzw. die gewohnten Funktionen nicht mehr ausgeübt werden können. Davon ausgehend hat [G. Schaefer, 1987] seinerzeit eine Definition vorgeschlagen, die auch von der Internationalen Union Biologischer Wissenschaften (IUBS) übernommen wurde:

Theorem 12:

Gesundheit ist die Fähigkeit eines Biosystems Störungen zu beseitigen oder auszugleichen.

Diese kybernetisch orientierte Betrachtungsweise sieht "Krankheit" als variable Reaktion eines Biosystems oder als Ausdruck gestörter Regelkreise, abhängig von seinem physiologischen und psychischen Zustand. Beschreibbar sind die Symptome, welche an dem Patienten zu beobachten sind und, je nach seiner körperlichen und seelischen Verfassung, unterschiedlich ausgeprägt sein können. Multimorbidität kann dabei sich verstärkende, gegenseitig abschwächende oder zusätzliche Symptome hervorrufen, je nach den spezifischen Antwortweisen der betroffenen Regelkreise. So kann etwa das Organsystem der Leber auf sehr unterschiedliche Schädigungen mit dem Bild einer akuten gelben Leberatrophie reagieren, welche sich nach außen gleich darstellt. Einerseits ist die Reaktionsform einzelner physiologischer Systeme begrenzt, und ein bestimmtes Erscheinungsbild kann von unterschiedlichen Störungen verursacht werden. Andererseits können gleiche Krankheiten unterschiedliche Erscheinungsbilder produzieren oder es können unterschiedliche Symptomenkomplexe im Vordergrund stehen. Die Apperzeption und Beschreibung dieser Störungen ist abhängig von der subjektiven Wahrnehmung und dem zur objektiven Wahrnehmung zur Verfügung stehenden diagnostischen Potential.

Abhängig von der Manifestation von Krankheit können sich Gesundheitsleistungen auf unterschiedliche Objektsystemkomponenten beziehen. Abbildung 3.3-1 faßt noch einmal zusammen, daß die Zielobjekte medizinischer und insbesondere ärztlicher Tätigkeit eine Bevölkerung, ein Bevölkerungsquerschnitt, Angehörige einer gewissen Krankheitsgruppe, ein einzelnes Individuum, ein Organ, oder in speziellen Fällen wie in der Pathologie, in der biochemischen und pharmakologischen Forschung ein Gewebebezirk, Zellorganellen oder deren Molekularstrukturen sein können.

Wir definieren somit:

Theorem 13:

Objektsystemkomponenten des Erfahrungsobjekts der Medizinischen Informatik sind soziale oder biologische Systeme, deren Elemente menschliche Individuen, Organismen oder Bestandteile derselben sind.

Das bedeutet, daß die Orientierung des einzelnen, im System der Medizin Tätigen sehr unterschiedlich sein kann. Das heißt, sie kann von einer großen Breite der Bezogenheit (Allgemeinmedizin) bis hin zu einem eingegrenzten, hier aber sehr in die Tiefe gehenden Fachgebiet reichen. Dies gilt naturgemäß nicht nur für die hier tätigen Ärzte, sondern auch für alle anderen Personengruppen im Bereich des Subjektsystems.
Im Laufe der Entwicklung der Medizinwissenschaft haben sich daher unterschiedliche Disziplinen herausgebildet, welche sich auch in Laufbahn- bzw. Weiterbildungsordnungen niedergeschlagen und zu einer fachhierarchischen Struktur der Ausübung der Medizin geführt haben. Jedoch finden sich in verschiedenen Gesundheitssystemen unterschiedliche Abgrenzungen und Ausprägungen. Abbildung 3.3-2 orientiert sich an den in der

Bundesrepublik gebräuchlichen Disziplinen und zeigt, daß Einteilungen dabei überschneidend sind oder z. B. die Innere Medizin sowohl organbezogene als auch methodische Aspekte umfaßt. Gleiches kann von der Ophtalmologie, der Lehre von der Augenheilkunde, gesagt werden, welche sich mit dem Organ Auge befaßt, dabei aber z. B. internistische und chirurgische Methoden verwendet. Abbildung 3.3-2 deutet ferner an, daß eine weitere Unterteilung in Subspezialitäten besteht.

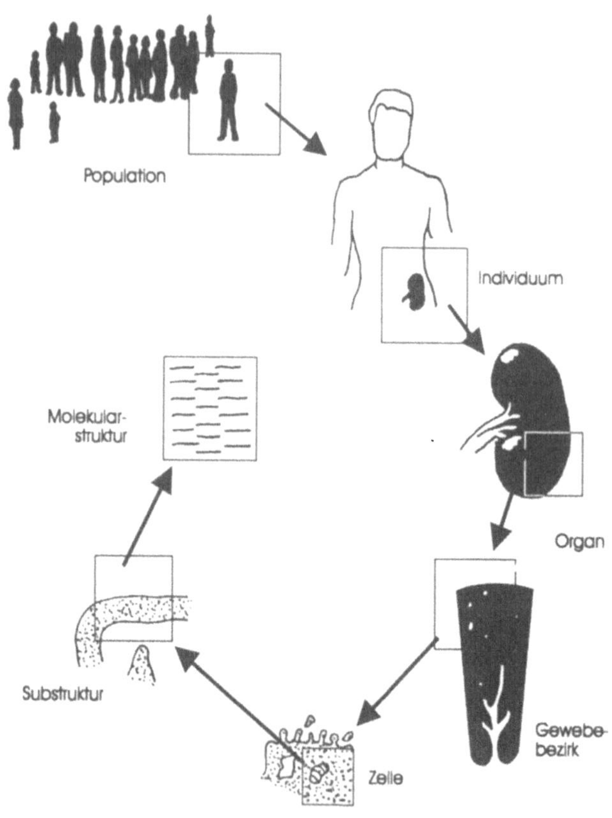

Abb. 3.3-1: Objektsystemkomponenten der institutionalisierten Medizin [P.L. Reichertz, 1988].

Um den bekannten Risiken der Spezialisierung und Differenzierung der Medizinwissenschaft wirkungsvoll zu begegnen, folgt daraus zugleich aber auch der Bedarf nach einer informationellen Vernetzung und Koordination der im Gesundheitssystem Tätigen. Wie aktuelle Entwicklungen im Bereich der Telematik und Telemedizin eindrucksvoll belegen, ist mithin die "Integration der Information" zu einem kritischen Erfolgsfaktor sowohl für das Management des einzelnen Patienten als auch für die Gesundheitswirtschaft insgesamt geworden.

Abb. 3.3-2: Strukturierung medizinischer Disziplinen [P.L. Reichertz, 1988].

Methodologisch

➔ Psychologie	➔ Pathologie	➔ Balneologie
➔ Innere Medizin	➔ Mikrobiologie	➔ Intensivmedizin
➔ Chirurgie	➔ Pharmakologie	➔ Physik. Therapie
➔ Allgemeinmedizin	➔ Klinische Chemie	➔ etc.
➔ Radiologie	➔ Nuklearmedizin	

Organbezogen

➔ Innere Medizin	➔ Kardiologie	➔ Proktologie
➔ Ophthalmologie	➔ Augenmikrochirurgie	➔ Neurologie
➔ Dermatologie	➔ Urologie	➔ etc.
➔ Hals-Nasen-Ohren-heilkunde	➔ Pneumologie	

Altersbezogen

➔ Pädiatrie	➔ Kinderchirurgie
➔ Geriatrie	➔ Kinder- und Jugendpsychiatrie
➔ etc.	

Geschlechtsbezogen

- ➔ Gynäkologie / Geburtshilfe
- ➔ Andrologie
- ➔ etc.

Populationsbezogen

- ➔ Arbeitsmedizin
- ➔ Tropenmedizin
- ➔ Flugmedizin
- ➔ Sportmedizin
- ➔ etc.

3.4 Subjekt-Objekt-Relationen

Die Relationen zwischen Subjekt- und Objektsystem in der Medizin sind einerseits gekennzeichnet durch die Identifikation von Problemen auf Seiten des Objektsystems, andererseits durch die daraus resultierenden Handlungen bzw. Entscheidungen des Subjektsystems im Sinne seiner Systemziele (Problemlösung). Dabei wirken die präventiven, diagnostischen, therapeutischen, pflegerischen und rehabilitativen Aktionen wiederum auf den Prozeß der Datenerhebung ein. Durch die erfolgten Aktionen entstehen als Randbedingungen Auswirkungen und Kosten für den oder die unmittelbar Betroffenen und das System der Gesundheitsversorgung. Abbildung 3.4-1 faßt diese Relationen nochmals als Informationsverarbeitungsmodell zusammen.

Abb. 3.4-1: Informationsorientierte Medizin: Relationen zwischen Subjekt- und Objektsystem in der Medizin, dargestellt als Informationsverarbeitungsmodell [H.-J. Seelos, 1988c].

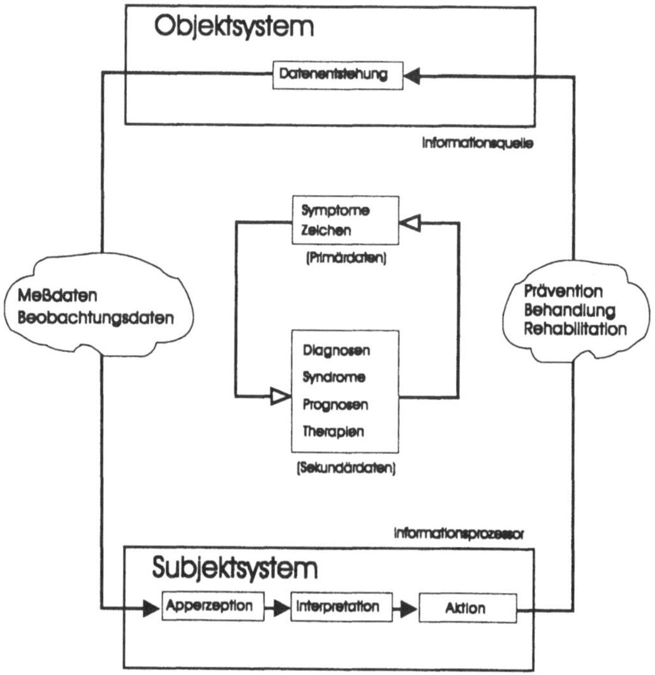

Abstrahieren wir die in Abschnitt 3.1 beschriebenen Funktionen der Gesundheitsversorgung allgemein als Funktionen der Analyse (→ Diagnose), Evaluation (→ Prognose) und Aktion (→ Prävention, Behandlung, Pflege, Rehabilitation) dann gilt entsprechend dieser Modellvorstellung (vgl. Abb. 3.4-1):

Theorem 14:

> In der Sicht der Medizinischen Informatik läßt sich die Subjekt-Objekt-Relation in der Medizin als Informationsverarbeitungsmodell beschreiben, in dem das Objektsystem primär als Informationsquelle und das Subjektsystem als Informationsprozessor auftritt.

Der "Informationsprozessor" transformiert Primärdaten (Zeichen, Symptome, Meßwerte) in Sekundärdaten (Diagnosen, Syndrome, Prognosen, Therapien), wobei z. B. eine Informationstransformation von beobachteten Primärdaten zur Diagnose oder wie auch immer gearteten Beschreibung des klinischen Bildes nicht unmittelbar den Zugang zur Aktion, der Therapie, erschließen muß.

Typisch für die Medizin ist es, daß Patientendaten, die sich auf den Gesundheitszustand des Patienten beziehen (medizinische Patientendaten) regelmäßig aus komplexen Verarbeitungsprozessen resultieren, also abgeleitete Daten sind. Das bedeutet, daß das Endprodukt eines Verarbeitungsprozesses nicht zwangsläufig bereits die "finite" Information darstellt (siehe Abb. 3.4-2); vielmehr ergibt sich diese erst aus einer Konkatenation von mehreren aneinandergereihten Transformationsprozessen (siehe Abb. 3.4-3). So besteht eine lange Kette der Informationsaggregation von dem ersten Datum der z. B. unter dem Rippenbogen tastbaren Leber bis zur Information einer chronischen Hepatitis als Folge einer vorausgegangenen Bluttransfusion. Es erscheint daher angemessen, das Ergebnis einer solchen Informationsaggregation nicht mehr ausschließlich als Ausfluß der ursprünglichen Eingangsdaten anzusehen, sondern als ein komplexes Produkt aus den eigentlichen Ursprungsdaten, den angewandten (medizinbetrieblichen) Verarbeitungsvorschriften und den zusätzlichen Daten bzw. Informationen, die im Kontextbezug auf das Informationsprodukt Einfluß haben oder in dieses eingehen.

Aus diesen Überlegungen sind eine Reihe wichtiger, für die Verarbeitung von Patientendaten grundlegender Schlußfolgerungen zu ziehen ([H-J. Seelos, 1991] vgl. auch [M. S. Blois, 1984]):

Theorem 15:

Infolge der Relativität der Information als Funktion der Verarbeitungsvorschrift kann ein und dasselbe patientenbezogene Datum bei unterschiedlichen Verarbeitungsvorschriften zu gänzlich anderen Informationen führen.

Identische Patientendaten können daher zum Beispiel sowohl Bezug zu medizinischen als auch administrativen Aspekten haben (siehe Abb. 3.4-4). Von daher lassen sich integrierte Informationssysteme sinnvoll nur auf der Grundlage einer gemeinsamen (logischen) Datenbasis oder einem unternehmensweiten Datenmodell [M. Vetter, 1985; A.-W. Scheer, 1991] realisieren.

Abb. 3.4-2: Informationsbildung: Durch den interpretativen Verarbeitungsprozeß (v) werden die patientenbezogenen Primärdaten ärztlicher Beobachtung zu einer Information (I) im Hinblick auf Diagnose, Therapie oder auch nur den Zustand des Patienten.

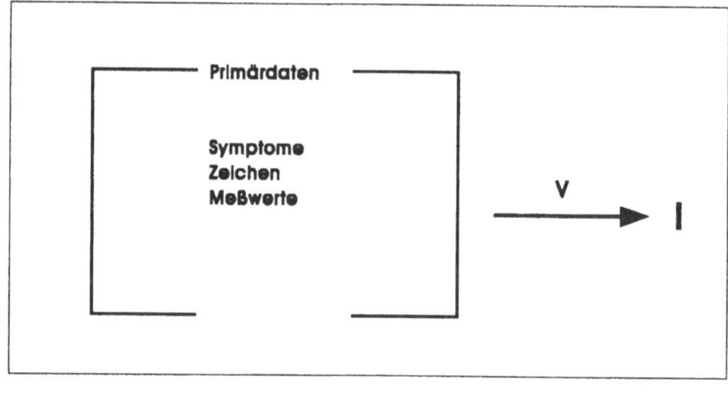

Abb. 3.4-3: Informationsaggregation: Das Endprodukt eines Verarbeitungsprozesses (v) ist jeweils Eingangsdatum zu einer neuen Verarbeitung. Es kommt so zu immer höheren Aggregaten mit zunehmender Zusammenführung weiterer Informationen (I) in bestimmten Konstellationen.

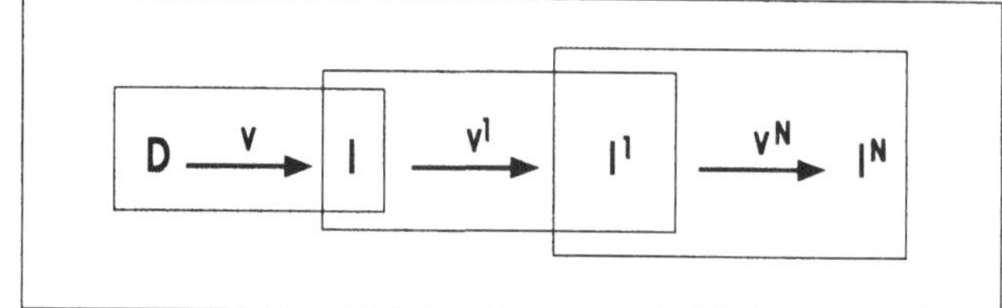

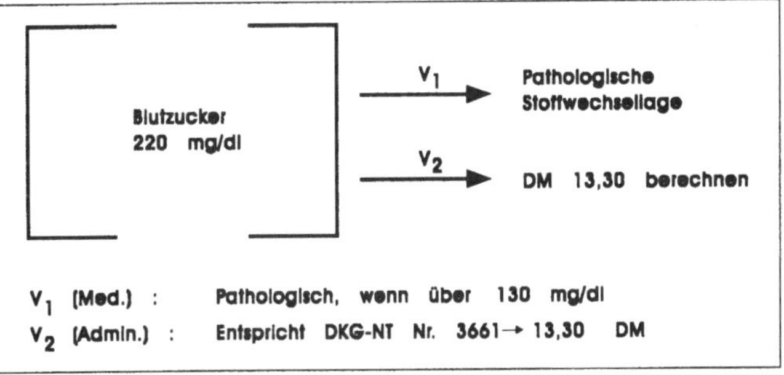

Abb. 3.4-4: Relativität der Information: Identische Patientendaten führen bei verschiedenen Verarbeitungsvorschriften zu unterschiedlichen Informationen.

Theorem 16:

Um unterschiedliche Verarbeitungsvorschriften auf Objektsystemdaten anwenden zu können, sind zur Herstellung des Kontextbezuges im konkreten Fall der Medizin neben dem Objektsystembezug (Patientenidentifikation) und den primären Qualifikatoren eines Datums (Konvention oder Angabe über die Art der gespeicherten Information, deren Ausprägung (Wert) und Dimension) zusätzliche Attribute erforderlich.

Dieser multivariate und multifacettäre Charakter medizinischer Patientendaten (siehe Abb. 3.4-5) muß bei der Attributierung von Datenmodellen [M. Vetter, 1985] ebenso berücksichtigt werden wie die eindeutige Identifikation der Objektsystemdaten (Patientenidentifikation).
Hinweise auf Zeit und Ort sind für den Prozeßcharakter medizinischen Geschehens notwendig. Angaben zur medizinischen Disziplin, in der die Daten erhoben worden sind, können sowohl weitere Dispositionen als auch Wertungen bestimmen. Das gleiche gilt für die Quelle (die Person des Erhebenden z. B. oder die Berufsgruppe, von der das Datum stammt). Die Methode wechselt oder ergibt unterschiedliche Gewichtungen (z. B. bezüglich der Definition von Norm- und Auffälligkeitsbereichen). Ein wichtiger Kontextbezug ist auch das Problem oder der Problemkreis, zu dem das Datum gehört (unter welchen Umständen, zu welcher Fragestellung etc.). Es wird also in den meisten Fällen nicht genügen, ein Datum als primäres Tripel (Kennzeichnung, numerischer Wert und Dimension, z. B. Leukozyten: 4000 pro mm^2) entweder explizit oder implizit zu dokumentieren bzw. zu speichern, sondern je nach Aufgabe und Kontext müssen zu einer aufgabengerechten Verarbeitung weitere Attribute resp. Qualifikatoren zur Verfügung stehen.

Abb. 3.4-5:
Attribute zur Qualifizierung medizinischer Patientendaten.

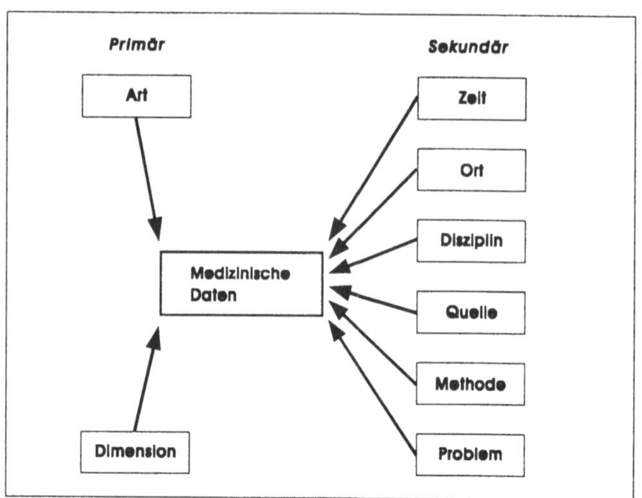

Gewiss bestehen in der Medizin auch die verschiedenen Ebenen der Syntax, Semantik und Pragmatik (siehe Abb. 3.4-6).
So bedeutet z. B. die Zeichenkette 120 mg/dl eine bestimmte Schreibweise einer chemischen Bestimmungsmethode, die semantische Zuordnung weist diese Messung einem nüchtern gemessenen Blutzuckerwert zu, und die Pragmatik ist dieser Befund bei einem bestimmten Patienten, in Abb. 3.4-6 identifiziert durch die Patientennummer 4711. Zur Beurteilung eines Zustandes werden aber meist weit mehr Daten herangezogen als in dem unmittelbaren verbalisierten Prozeß zum Ausdruck kommt oder entsprechend schriftlich fixiert wird. Die Aussage einer Stationsschwester gegenüber dem Stationsarzt, daß "der Magen auf Zimmer 24 gar nicht gut dran sei", vermittelt, daß ein gestern an einem Magengeschwür operierter "Diabetiker", bei dem gleichzeitig eine Hypertonie besteht, unruhig ist, in seinem diabetischen Stoffwechsel zu entgleisen droht und eventuell zusätzlicher kardialer Medikation bedarf. In dieser Mitteilung wird eine Information übermittelt, die bei gleichem pragmatischem Umfeld verlustfrei zum Empfänger gelangt. Die gleiche Aussage an den chirurgischen Oberarzt wäre unter Umständen unzureichend, weil hier der Bezug zu einem bestimmten Zustandsbild eines Patienten nicht gegeben ist bzw. ein anderes pragmatisches Umfeld besteht, aus dem heraus die übermittelten Daten kontextbezogen verarbeitet werden [P. L. Reichertz, 1988].

Abb. 3.4-6:
Semiotik medizinischer Daten.

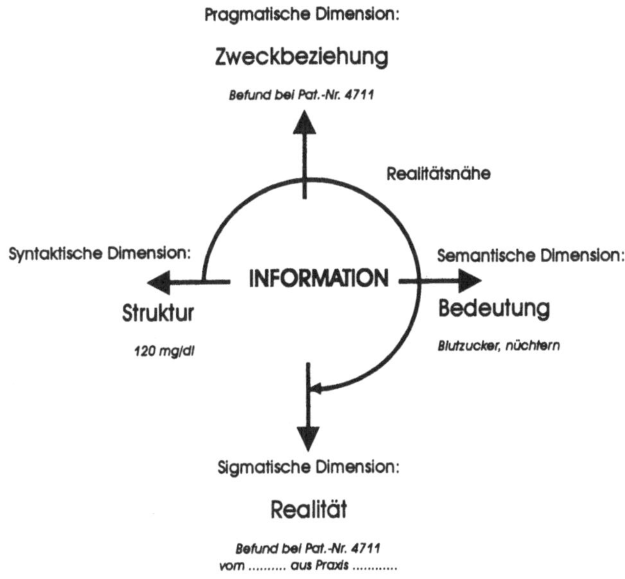

Theorem 17:

> Wegen der vielfältigen Verarbeitungs- bzw. Zuordnungsmöglichkeiten zwischen Datum und Informationen sowie der Tatsache, daß die Bedeutung eines Datums immer von seinem Kontext abhängig ist, sind die Möglichkeiten der Informationsgewinnung aus Patientendaten besonders zahlreich.

Zum Beispiel erhalten Anschrifts- bzw. Personendaten, welche im allgemeinen nicht einem besonderen Schutz unterliegen, andere Aspekte in einem Zusammmenhang mit einer Krankenhausbehandlung, etwa in psychiatrischer Hinsicht. Insoweit gibt es unter den Bedingungen der automatischen Datenverarbeitung kein "belangloses" Datum. Datenschutz muß daher umfassender sein als die (theoretisch zugrundeliegende) Intention des Informationschutzes, d. h. am Ursprung der Informationsverarbeitung, also am Datum selbst ansetzen. Diesbezüglich ergeben sich zum Beispiel Möglichkeiten von differenzierten Regelungen, etwa für den Zugriff auf Patientendaten oder zeitliche Begrenzungen des Verarbeitungsprozesses, welche zu der an und für sich zu schützenden Information führen.

Theorem 18:

> In die Aggregationskette der Information in der Medizin gehen neben den ursprünglich objektiven Daten des Patienten, die von ihm primär angeboten oder durch Einsatz spezifischer diagnostischer Maßnahmen erfaßt werden, zusätzliche Interpretations- und Verfahrensvorschriften ein, die dem Arzt bzw. dem Medizinbetrieb zuzurechnen sind.

Dies bedeutet, daß die letztendlich erhaltenen Informationen, die aus den objektiven Daten abgeleitet werden, die Überlegungen, Handlungen und Verhaltensweisen des Arztes wiedergeben bzw. aus der Ausübung seines Berufes resultieren. Sie beinhalten mithin Informationen, die seiner subjektiven Einstellung, seiner ärztlichen Qualifikation, seinem Eindruck und seiner differentialdiagnostischen oder therapeutischen Überlegung entstammen. Diese Qualität der Informationsaggregation begründet von daher neben dem Verfügungsrecht des Patienten auch einen gewissen Mitverfügungsanspruch des Subjektsystems (Arzt, Medizinbetrieb), zumindest an den abgeleiteten Patientendaten im Hinblick auf

- die eigene Verwendung in Erfüllung des Behandlungsvertrages im weitesten Sinne; so z. B. die zur Qualitätssicherung und Weiterentwicklung medizinischer Krankheits- und Behandlungsmodelle notwendige retrospektive behandlungsbezogene medizinische Forschung,
- die Dokumentation der eigenen Vorgehensweise zur wissenschaftlichen oder forensischen Rechtfertigung (vgl. § 53 Abs. 1 Nr. 3 StPO, § 383 Abs. 1 Nr. 6 ZPO) und
- die Offenbarung dieser Daten gegenüber dem Betroffenen nach dem vertragsrechtlich begründeten Einsichts- und, bei dateimäßiger Verarbeitung der Daten, dem datenschutzrechtlich abgesicherten Auskunftsanspruch gemäß §§ 19, 34 Abs. 1 und 2 BDSG.

Daneben besteht allgemein ein (zweckgebundenes) Verfügungsrecht des Arztes an Patientendaten dann, wenn

- eine öffentlich-rechtliche Vorschrift eine bestimmte Verwendung der Patientendaten vorschreibt (z. B. §§ 3 ff. BSeuchG, §§ 12, 13 GeschlKrG, § 16 PStG, § 125 Abs. 3 BSHG, §§ 294 ff. SGB V, § 100 SGB X, § 5 Berufskrankheitenverordnung, §§ 16 Abs. 3, 28 Abs. 6, 42 RöV),
- es zum Schutz eines höherwertigen Rechtsgutes (Rechtsgüter-

abwägung) geboten erscheint (z. B. §§ 34 (rechtfertigender Notstand), 138 StGB),

- eine wirksame Einwilligung des Patienten im Sinne eines "Informed consent" vorliegt (§ 4 Abs. 1 BDSG, § 2 Abs. 4 und 6 MuBO) oder
- es sich um faktisch anonymisierte Patientendaten handelt (vgl. § 1 Abs. 2 BDSG, § 2 Nr. 7 MuBO).

Theorem 19:

Die Differenzierung, Spezialisierung und Arbeitsteilung in der Gesundheitsversorgung macht es erforderlich, die Informationen über einen Patienten aus verschiedenen Quellen (Behandlungseinheiten, Disziplinen, Institutionen) logisch zusammenzuführen. Dies gilt sowohl während eines Behandlungsprozesses (horizontal), als auch über mehrere Behandlungsprozesse hinweg (longitudinal).

Allerdings wird es nur in übergreifenden Systemen möglich sein, eine volle Integration derartiger Patienteninformationen bereitzustellen. Bei einer hausärztlichen Betreuung können jedoch anamnestische Patientendaten über große Lebensspannen vorliegen, so wie es Abbildung 3.4-7 andeutet. Im Bereich eines Krankenhauses werden zunächst horizontale Integrationsaufgaben im Vordergrund stehen, d. h. die Zusammmenführung der in den verschiedenen Untersuchungsstellen entstehenden Nachrichten über einen einzelnen Patienten zur Optimierung der Entscheidungsfindung bei seinem Krankheitsbild (s. a. [A. R. Bakker et al., 1992]).

Abb. 3.4-7: Patientenbezogene „Informationszeiträume" [P. L. Reichertz, 1988].

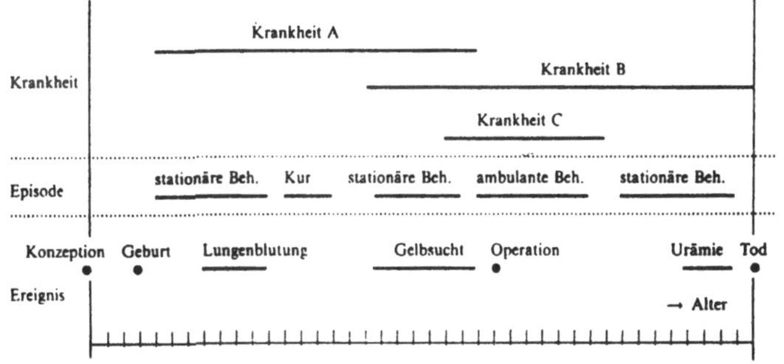

3.5 Gesundheitsleistungsproduktion

Interpretiert man die Produktion von Gesundheitsleistungen als Input/Output-Modell (siehe Abb. 3.5-1), so besteht das angestrebte Leistungsergebnis (Output) in der erbrachten Gesundheitsleistung oder bei gesamtwirtschaftlicher Betrachtung in der Bildung von Gesundheitskapital. Diese in der Medizinbetriebslehre [S. Eichhorn, 1979] bezeichnete Primärleistung resultiert aus der Summe der erbrachten medizinischen, pflegerischen, administrativen und logistischen Einzelleistungen (Sekundärleistungen) beziehungsweise als der immaterielle Output betrieblicher Faktorkombinationsprozesse. So läßt sich folgern:

Theorem 20:

> Gesundheitsleistungsproduktion ist die sich in soziotechnischen Systemen vollziehende, durch Menschen veranlaßte und gelenkte Kombination interner und externer Produktionsfaktoren mit dem Ziel der Erbringung von Gesundheitsleistungen zur unmittelbaren Befriedigung eines individuellen oder kollektiven Bedarfs. Sie umfaßt nicht nur die Erstellung einer konkreten Gesundheitsleistung, sondern auch die Herstellung und Vorhaltung einer nach dem Versorgungsauftrag oder dem betrieblichen Leistungsprogramm definierten Leistungsbereitschaft.

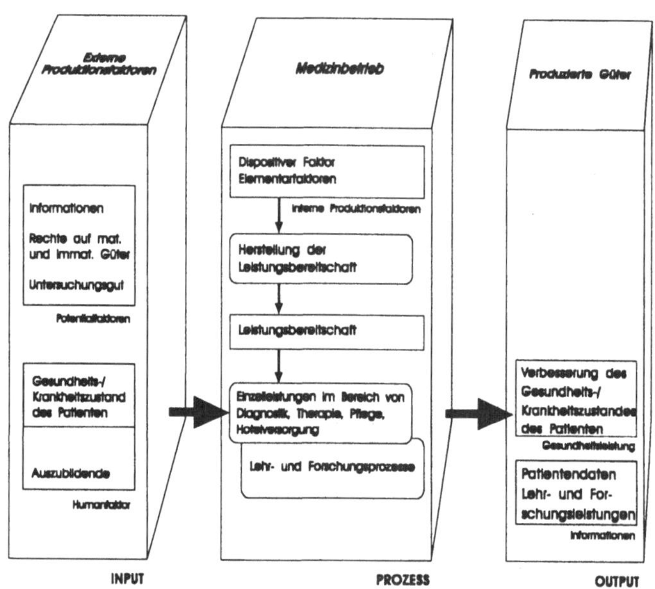

Abb. 3.5-1: Input/Output-Modell der medizinbetrieblichen Gesundheitsleistungsproduktion.

Konkret wird die medizinbetriebliche Faktorkombination determiniert durch die im Einzelfall gegebene Ausprägung und Zusammensetzung der Produktionsfaktoren, durch betriebsbezogene ökonomische (z. B. Leistungen, Kosten, Erlöse), organisatorische (z. B. zeitlich-räumliche Gegebenheiten), rechtliche (Behandlungsvertrag, einschlägige Rechtsvorschriften) und patientenbezogene (Gesundheitsprobleme, Compliance, soziodemographische Merkmale) Kategorien. Ausgehend von dem definierten strategischen und analytischen Leistungsprogramm ergeben sich hinsichtlich der Faktorkombination sowohl Gestaltungsmöglichkeiten in Bezug auf die Auswahl (z. B. Faktorsubstitution) und Beschaffung (In-/Outsourcing) der Produktionsfaktoren als auch des Kombinationsprozesses selbst.

3.5.1 Produktionsfaktoren

Bezeichnen Produktionsfaktoren diejenigen immateriellen und materiellen Güter, die für einen Faktorkombinationsprozeß von Interesse sind, dann läßt sich die Gesundheitsleistungsproduktion mit dem in Abb. 3.5.1-1 dargestellten branchenspezifischen Faktorsystem erklären (Erstveröffentlichung in [H.-J. Seelos, 1993]).

Abb. 3.5.1-1: Faktorsystem der Gesundheitsleistungsproduktion [H.-J. Seelos, 1993].

Produktionsfaktoren der Gesundheitsleistungsproduktion					
Interne Faktoren	Dispositiver Faktor		originär		Betriebliche Entscheidungsinstanzen
			derivativ		Planung Organisation Kontrolle
	Elementarfaktoren	Verbrauchsfaktoren			Betriebs-, Hilfsstoffe Rohstoffe
		Potentialfaktoren	materiell		Betriebsmittel objektbezogene Arbeitsleistungen natürliche Umwelt
			immateriell	Real-faktoren	Informationen Rechte auf materielle und immaterielle Güter Dienstleistungen Dritter Legale Faktoren
				Nominal-faktoren	Geld Darlehenswerte Beteiligungswerte
Externe Faktoren			materiell		Untersuchungsgut
			immateriell		Informationen Rechte auf materielle und immaterielle Güter
		Humanfaktor			Patient Auszubildende(r)

Es unterscheidet in Anlehnung an das von [H. Corsten, 1990] angegebene wirtschaftszweigunabhängige Faktorsystem auf der ersten Stufe

- Produktionsfaktoren, über welche ein Wirtschaftssubjekt autonom disponieren kann (interne Produktionsfaktoren) und
- Produktionsfaktoren, die aus der betrieblichen Umwelt in den Produktionsprozeß gelangen, aber vom Wirtschaftssubjekt nicht selbst disponierbar sind (externe Produktionsfaktoren).

Die internen Produktionsfaktoren gliedern sich in die Teilklassen

- dispositive Faktoren (als die für die Planung, Organisation und Kontrolle der Faktorkombination verantwortlichen betrieblichen Entscheidungsinstanzen) und
- Elementarfaktoren,

wobei letztere wiederum in Verbrauchs- und Potentialfaktoren differenziert werden können. Verbrauchsfaktoren repräsentieren die bei der Gesundheitsleistungsproduktion nach einmaligem Einsatz verbrauchten Güter, also Betriebs- und Hilfsstoffe (z. B. Energie und Rohstoffe). Sie stellen keine selbständigen Absatzobjekte dar und dienen ausschließlich der Produktion von Sachgütern (z. B. Medikamente, Diäten), die wiederum als derivative Faktoren in den Prozeß der Gesundheitsleistungsproduktion eingehen. Da Potentialfaktoren einen materiellen oder immateriellen Charakter aufweisen können, lassen sich neben den materiellen Potentialfaktoren

- Betriebsmittel,
- objektbezogene Arbeitsleistungen und
- ökologische Faktoren, als die von der natürlichen Umwelt bereitgestellten Produktionsfaktoren,

Real- und Nominalfaktoren als immaterielle Potentialfaktoren unterscheiden. Als Realfaktoren sind zu qualifizieren:

- Informationen über Faktoren,
- Berechtigungen, Befugnisse oder Ansprüche, die einer natürlichen oder juristischen Person durch Rechtsordnung zuerkannt werden,
- Dienstleistungen Dritter im Sinne derivativer Produktionsfaktoren und

- legale Faktoren, welche die Gestaltungsfreiheit des dispositiven Faktors im Sinne gesetzlicher Vorgaben und Verordnungen determinieren (z. B. Krankenhausfinanzierungsgesetz, Datenschutzgesetz, Abfallentsorgungsgesetz).

Geld, Darlehens- und Beteiligungswerte sind Nominalfaktoren und werden definitionsgemäß den immateriellen Potentialfaktoren zugerechnet.

Potentialfaktoren können sowohl interne als auch externe Faktoren sein:

- Informationen über Faktoren,
- Rechte auf materielle und immaterielle Güter.

Zu den externen Faktoren der Gesundheitsleistungsproduktion zählen ferner

- biologisches Untersuchungsgut,
- Auszubildende (z. B. Ärzte, Pflegepersonal) bezüglich der Produktion medizinbetrieblicher Lehr- und Forschungsleistungen und
- der am Produktionsprozeß passiv beteiligte (z. B. als bewußtloser Patient) oder aktiv mitwirkende (so z. B. die Schilderung des aktuellen Beschwerdebildes im Rahmen der Anamnese oder die Ausführung therapeutischer Anweisungen) Patient als externer Humanfaktor.

Die oben beschriebene faktorielle Analyse der Gesundheitsleistungsproduktion zeigt weitere für die Modellierung informationsverarbeitender Systeme im Gesundheitswesen wichtige Aspekte auf, die wir als Theoreme 21 bis 23 zusammenfassen:

Theorem 21:

Der Patient (oder sein Untersuchungsgut) als externer Humanfaktor ist causa effizienz für die Gesundheitsleistungsproduktion.

Dienstleistungsökonomisch wird die Gesundheitsleistung über das "uno actu-Prinzip" definiert [Ph. Herder-Dorneich et al., 1972], das heißt im Gegensatz zur Sachgüter- oder sachbezogenen Dienstleistungsproduktion (so z. B. die Analyse von Patientenuntersuchungsgut) verlangt die Gesundheitsleistungsproduktion die humanfaktorpräsenzbedingte zeitlich-räumliche Simultanität von Produktion und Absatz (siehe Abb. 3.5.1-2).

Abb. 3.5.1-2:
Die betriebswirtschaftlichen Elementarfunktionen der Gesundheitsleistungsproduktion im Vergleich zur Sachgüterproduktion (mod. nach [R. Maleri, 1991])

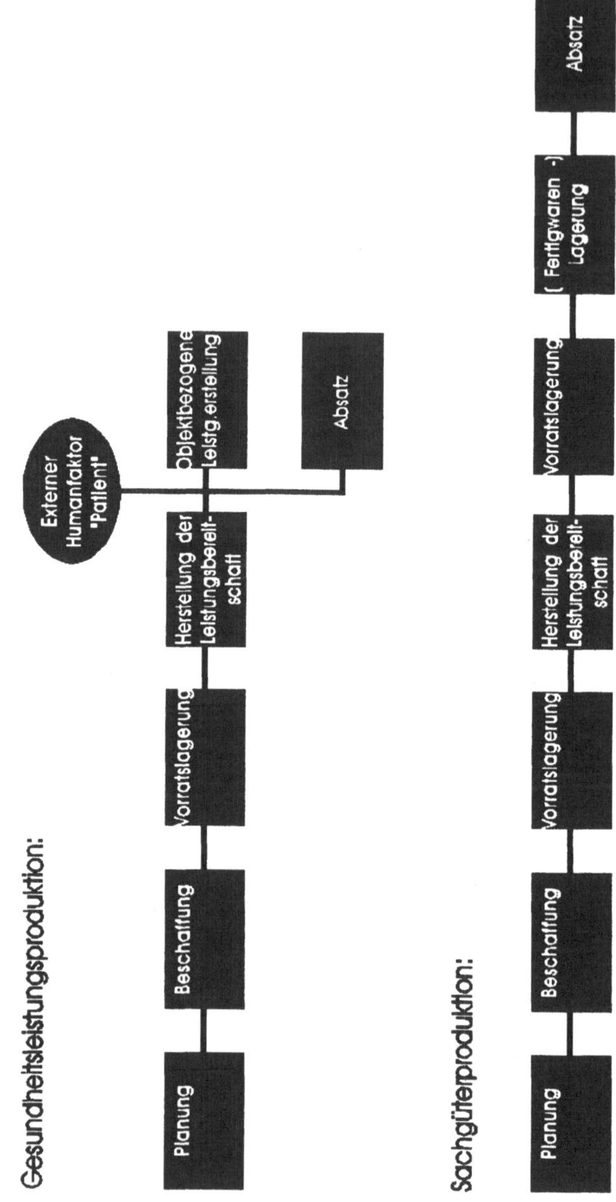

Gesundheitsleistungen sind demnach [H.-J. Seelos, 1993]:

- personenbezogene Dienstleistungen mit immateriellen Wirkungen, bei denen der Verbraucher die Teilnahme an der Leistungserstellung (Faktorkombination) nachfragt und dabei selbst zum Produktionsfaktor wird (Prozeß),
- für den Absatz produzierte immaterielle Güter zur Verbesserung, Erhaltung oder Wiederherstellung der individuellen oder kollektiven Gesundheit (Ergebnis).

Theorem 22:

> Information ist ein produktiver Faktor bei der Gesundheitsleistungsproduktion.

Leistungsfähigkeit, Qualität und Wirtschaftlichkeit der Gesundheitsversorgung hängen entscheidend davon ab, inwieweit den jeweiligen Entscheidungsträgern die von ihnen qualitativ und quantitativ benötigten Informationen rechtzeitig und adäquat aufbereitet präsentiert werden. Daraus folgt auch:

Theorem 23:

> Dem betrieblichen Informationssystem als System aufeinander bezogener informationsverarbeitender Operationen zur Dekkung des einzel- und überbetrieblichen Informationsbedarfs bzw. zur Qualifizierung der betrieblichen Entscheidungen und zielorientierten Steuerung der Geschäftsprozesse kommt die Eigenschaft eines "kritischen Erfolgsfaktors" zu.

Das betriebswirtschaftliche Rationalprinzip (vgl. Absatz 3.5.3) gilt deshalb auch für den Umgang mit dem Produktionsfaktor „Information". Entsprechende Strategien werden in der Literatur mit dem Begriff "Information Resource Management" adressiert [W.R. Synott et al., 1981].

3.5.2 Konstitutive Merkmale

In Anlehnung an die Ausführungen von [L. Berekoven, 1974] zur Darstellung der allgemeinen Dienstleistungsproduktion qualifiziert nach Theorem 21 der Humanfaktor "Patient" das "semantische Differential" oder die konstitutiven Merkmale der Gesundheitsleistungsproduktion. Abgrenzend zur Sachgüter- und übrigen Dienstleistungsproduktion können - ohne Anspruch auf Vollständigkeit - die nachstehenden konstitutiven Merkmale der Gesundheitsleistungsproduktion angegeben werden, die für das Management von Medizinbetrieben grundlegend sind (Erstveröffentlichung in [H.-J. Seelos, 1993]):

Theorem 24:

Der Humanfaktor "Patient" partizipiert an der Gesundheitsleistungsproduktion als multipler Rollenträger.

Die Identifikation dieser Rollen muß bei den Attributen ansetzen, die kontextabhängig dem externen Humanfaktor zugeschrieben werden können. Im einzelnen:

- "Patient" im Sinne einer zur Arztrolle komplementären sozialen Rolle,
- "Kunde" im Sinne des Marketing,
- "Verbraucher" von Gesundheitsleistungen im Sinne der Gesundheitsökonomie,
- "Betroffener" im Sinne des Datenschutzrechts,
- "Kostenträger" im Sinne der Kosten- und Leistungsrechnung,
- "Debitor" im Sinne der Leistungsabrechnung,
- "Objektsystem" im Sinne der Ziele der medizinischen Versorgung,
- "externer Produktionsfaktor" im Sinne der Produktionstheorie.

Adäquat für das Management der Gesundheitsleistungsproduktion und die Strukturierung des betrieblichen Informationssystems ist daher nur ein human(faktor)zentrierter Produktionsprozeß.

Theorem 25:

Der Humanfaktor "Patient" als externer Produktionsfaktor entzieht sich der autonomen Disponierbarkeit durch den Produzenten.

Die Nachfrage nach Gesundheitsleistungen beziehungsweise der Patientenzugang wird grundsätzlich bestimmt durch sächliche, persönliche, räumliche und insbesondere zeitliche Präferenzen, die naturgemäß nicht oder nur bedingt vom Produzenten beeinflußt werden können; so zum Beispiel die Inzidenz und Prävalenz von Krankheit, die Dynamik der Pathogenese, die Art und Weise der Finanzierung von Gesundheitsleistungen beziehungsweise die individuelle ökonomische Situation des Patienten, sein Gesundheitsbewußtsein, seine Akzeptanz des Anbieters bzw. dessen Leistungsversprechen sowie die für ihn erreichbaren und zugänglichen medizinischen Versorgungskapazitäten.
Entsprechend der von [S. Eichhorn, 1979] vorgeschlagenen zweistufigen Gliederung der Dienstleistungsproduktion müssen sich daher die vom Produzenten autonom disponierbaren betrieblichen Faktoreinsätze auf die Herstellung und Vorhaltung

einer über den Sicherstellungsauftrag und das betriebliche Leistungsprogramm definierten Leistungsbereitschaft beschränken (siehe Abb. 3.5.2-1).

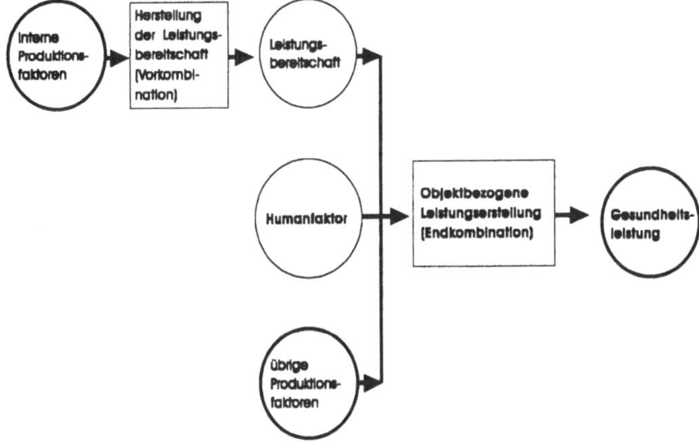

Abb. 3.5.2-1: Zweistufigkeit der Gesundheitsleistungsproduktion.

Sie ist als derivativer Produktionsfaktor für die objektbezogene Leistungserstellung (Endkombination) aufzufassen. Bei der Endkombination werden dann teils autonom, teils fremdbestimmt, die nach Herstellung der Leistungsbereitschaft betrieblichen Faktorpotentiale mit dem Humanfaktor "Patient" und weiteren betrieblichen Faktoren kombiniert, also die konkrete Gesundheitsleistung "produziert".

Im Gegensatz dazu können bei der Sachgüterproduktion die der Herstellung der Leistungsbereitschaft folgenden Produktionsphasen im Regelfall aufgrund autonomer betrieblicher Entscheidungen durch Kombination der im Betrieb vorhandenen originären und derivativen Produktionsfaktoren ablaufen. Insbesondere ist bei der Sachgüterproduktion die technisch-physikalische Erstellung der Produkte unabhängig vom Absatz und damit eine Vorratsproduktion oder Lagerhaltung möglich. Dagegen schließen der immaterielle Charakter der Gesundheitsleistung und die Fremdbestimmtheit der Endkombination ein identisches Vorgehen beziehungsweise eine große kurzfristige Angebotselastizität bei der Gesundheitsleistungsproduktion aus. Die Verfügbarkeit des Humanfaktors "Patient" entscheidet somit auch darüber, inwieweit vorgehaltene Leistungsbereitschaft auch tatsächlich abgesetzt werden kann.

Theorem 26:

> Der Humanfaktor "Patient" qualifiziert (neben den betrieblichen Sachzielen) den Faktorkombinationsprozeß oder Zeitpunkt, Art, Menge und Ort der produzierten Gesundheitsleistung.

Aufgrund der Variabilität der biologischen und soziodemographischen Eigenschaften des Humanfaktors "Patient" sowie der in hohem Maße differierenden Krankheitsbilder ist der Prozeß der Faktorkombination inhomogen und damit die konkret produzierte Gesundheitsleistung individuell. Ein Medizinbetrieb ist mithin als Mehrproduktbetrieb zu qualifizieren.

So gesehen und davon ausgehend sind die im Einzelfall auszuführenden Sekundärleistungen in ihrer Kombination einzigartig, oftmals zeitkritisch und nicht vorherzusagen bzw. planbar, obgleich die Prozesse im einzelnen in ihrem Ablauf klar strukturiert sind. Insbesondere werden die erforderlichen diagnostisch-therapeutischen Maßnahmen (Produktionsschritte) nicht nur von der Compliance des Patienten, seinen behandlungsbedürftigen "Problemen" (dazu L. L. Weed, 1978; M. J. Ball et al., 1992] bzw. diesbezüglichen medizinischen Konzepten (Behandlungsmethoden), sondern auch von der Dynamik der Pathogenese, spezifischen Ereignissen (z. B. Komplikationen, histologischer Befund) sowie den jeweiligen klinischen Prioritäten bestimmt (z. B. Notfallbehandlung). Infolge der daraus resultierenden notwendigen Prozeßflexibilität sowie der aus der Sicht des Produzenten fremdbestimmten Auftragsindividualität vollzieht sich der Prozeß der Faktorkombination bei der Gesundheitsleistungsproduktion mithin nach dem Prinzip der Einzelproduktion.

Theorem 27:

> Die Standortgebundenheit der Gesundheitsleistungsproduktion verlangt Mobilität des Humanfaktors "Patient".

Aus dem uno actu-Prinzip ergeben sich bei der Gesundheitsleistungsproduktion ausgeprägte persönliche und räumliche Präferenzen. Standortgebundenheit besteht grundsätzlich immer dann, wenn beim Prozeß der Faktorkombination immobile Produktionsfaktoren eingesetzt werden.

Bei mobilem Humanfaktor "Patient" erfolgt die Produktion der Gesundheitsleistung in der Regel am Standort des Produzenten bzw. an den ortsgebundenen Verrichtungssystemen (z. B. im Krankenhaus bzw. in den Leistungsstellen), sonst - insoweit der Humanfaktor "Patient" nicht transportabel ist - am Nachfrageort (z. B. Notfallerstversorgung, häusliche Krankenbehandlung). In beiden Fällen muß die räumliche Distanz zwischen den Produktionsfaktoren durch geeignete Logistiksysteme (z. B. automatische Warentransportsysteme, Telekommunikationssysteme) überwunden werden.

Bei Mobilität sowohl des Humanfaktors "Patient" als auch des Produzenten kann der Standort der Gesundheitsleistungsproduktion nach logistisch-ökonomischen Aspekten optimiert werden; so zum Beispiel beim Einsatz eines Klinomobils oder dem flying doctors service. Abbildung 3.5.2-2 faßt die verschiedenen Standortsituationen nochmals zusammen.

Abb. 3.5.2-2: Der externe Humanfaktor "Patient" als Standortdeterminante der Gesundheitsleistungsproduktion.

Produzent / Humanfaktor	mobil	immobil
mobil	Standort ist variabel	Standort beim Produzenten
immobil	Standort beim Nachfrager	irrelevant

Theorem 28:

> Der Humanfaktor "Patient" ist Betroffener im Sinne des Datenschutzrechts.

Da das Bezugsobjekt medizinischer Handlungsweisen das menschliche Individuum ist, sind die diesbezüglichen Informationen per definitionem personenbezogen. Die patientenbezogene Informationen darstellenden Daten (Patientendaten) sind dann im Sinne der Begriffsbestimmung des Datenschutzrechts (§ 3 Abs. 1 Bundesdatenschutzgesetz (BDSG)) Einzelangaben über persönliche oder sachliche Verhältnisse einer bestimmten oder bestimmbaren natürlichen Person ("Betroffener"), die sich auf ihre soziale Rolle als "Patient" beziehen oder diesen abbilden; so zum Beispiel Angaben über den Gesundheitszustand, insbesondere Anamnese, Risikofaktoren, Befunde, Diagnosen, Therapien, pflegerische Maßnahmen, aber auch mittelbar auf den Patienten bezogene Informationen, die mit Hilfe vorhandenen oder verschaffbaren Zusatzwissens reindividualisierbar sind. Als Patientendaten gelten weiterhin Einzelangaben der persönlichen oder sachlichen Verhältnisse eines anderen, insoweit sie unter den Schutzbereich der ärztlichen Schweigepflicht fallen (sogenannte Drittgeheimnisse § 203 Abs. 2 StGB), also personenbezogene Daten von Angehörigen oder anderen Bezugspersonen des Patienten sowie sonstiger Dritter, die dem Arzt im Zusammenhang mit der Behandlung bekannt werden (z. B. im Rahmen der Familien- und Sozialanamnese). Patientendaten lassen sich mithin nicht nach ihrer Semantik, wohl aber nach ihrer pragmatischen Dimension von anderen personenbezogenen Daten aus dem Arzt-Patient-Verhältnis (z. B. Arztdaten) unterscheiden.

Informationssysteme im Gesundheitswesen sind deshalb unter Datenschutzaspekten als "riskante Systeme" einzustufen, denn sie weisen sowohl sensitive Daten mit Risiken für die abgebildeten Betroffenen (Patienten, Beschäftigte) als auch eine heterogene Benutzer- und Interessenstruktur auf, da sie nicht nur der Gesundheitsleistungsproduktion im eigentlichen Sinn dienen, sondern auch zu Abrechnungs-, Berichts- und Forschungszwecken benutzt werden sowie gesundheitspolitische Orientierungsdaten zu liefern haben. Risiken für die in diesen Systemen datenmäßig abgebildeten Betroffenen ergeben sich etwa aus der mangelnden Transparenz des Informationsverhaltens, dem Entstehen weiterer personenbezogener Datensammlungen, der Vielfalt der kommunikativen Vernetzung und Zugriffsmöglichkeiten zu sensitiven Datenbeständen und dem daraus resultierenden Kontextverlust seiner sozialen Situation sowie einer in Bezug auf Zeit und Inhalt undefinierten Speicherung seiner Behandlungsdaten oder allgemeiner in der Beeinträchtigung seines Rechtes auf informationelle Selbstbestimmung (dazu ausführlich [H.-J. Seelos, 1991]).

Das vom allgemeinen Persönlichkeitsrecht des Art.2 Abs.1 GG (Grundgesetz) in Verbindung mit Art.1 Abs.1 GG umfaßte informationelle Selbstbestimmungsrecht gewährleistet die Befugnis des Einzelnen, grundsätzlich selbst über die Preisgabe und Verwendung seiner persönlichen Daten zu bestimmen, also auch derjenigen, die sich z. B. auf seine soziale Rolle als Patient oder Beschäftigter eines Medizinbetriebes beziehen.

Dieses Recht gilt jedoch nicht schrankenlos, etwa im Sinne einer absoluten Herrschaft über die eigenen Daten, sondern unterliegt dann einer Einschränkung, wenn dies durch überwiegende Allgemeininteressen geboten ist und dieser Grundrechtseingriff aufgrund eines verfassungsmäßigen Gesetzes erfolgt, das die Grundsätze der Normenklarheit, Erforderlichkeit und Verhältnismäßigkeit streng beachtet. Das damit verfassungsrechtlich verbürgte Recht des Patienten auf informationelle Selbstbestimmung findet sein Korrelat in der rechtlichen Verpflichtung zum Schutz der Patientendaten oder zur Wahrung des Patientengeheimnisses. Es ist strafrechtlich (§§ 203, 353 b StGB (Strafgesetzbuch), § 43 BDSG), standesrechtlich (§§ 2, 11 Abs. 3 Musterberufsordnung für die deutschen Ärzte (MuBO)), zivilrechtlich (§§ 823 Abs. 1 BGB (Bürgerliches Gesetzbuch)) und datenschutzrechtlich geschützt. Im Bereich der Sozialverwaltung erfährt das Patientengeheimnis seine Konkretisierung als Sozialgeheimnis (§ 35 SGB I (Sozialgesetzbuch), § 76 SGB X).

Ausgehend von den Grundsätzen des informationellen Selbstbestimmungsrechts bedarf die Erhebung, Verarbeitung und Nutzung personenbezogener Daten, unbeschadet ihres Aggregatzustandes, stets einer Befugnisnorm (Verbot mit Erlaubnisvorbehalt). Sie legitimiert den Verarbeitungszweck und definiert damit für die speichernde Stelle den Umfang der Verarbeitung (Grundsatz der Zweckbindung § 5 BDSG). Neben dem Erfordernis einer Befugnisnorm und dem Grundsatz der Zweckbindung regelt das Datenschutzrecht ferner gewisse Informations- und Folgerechte des Betroffenen; im einzelnen das Recht auf Benachrichtigung, Auskunft, Berichtigung, Sperrung und Löschung (dazu näher [H.-J. Seelos, 1991]).

Die Gesamtheit der technischen und organisatorischen Maßnahmen zur Abwehr gesellschaftlich unerwünschter Folgen der Informationstechnologien - einschließlich der rechtlich unzulässigen Datenverarbeitung - zum Schutz des grundrechtlich verbürgten Rechts des menschlichen Individuums auf informationelle Selbstbestimmung wird unter dem Begriff "Datenschutz" zusammengefaßt. Datenschutz schützt das informationelle Selbstbestimmungsrecht des Betroffenen, Datensicherung die Interessen des Betreibers.
Datensicherung umfaßt folglich alle Maßnahmen (technischer, personeller, organisatorischer, rechtlicher und sonstiger Art) zum Schutz der Datenverarbeitung (einschließlich der Telekommunikation) als Ganzes wie in ihren Teilen (Daten, Programme, Hardware), in ihrem Bestand, ihrer fehlerfreien Funktion und ih-

rer Ablauf- wie Aufbauorganisation vor Funktionsbeeinträchtigungen aller Art, d. h. vor Störung, Verlust (z. B. durch Fehler, Katastrophen) oder Mißbrauch (z. B. unberechtigte Programmierung), im Interesse der speichernden Stelle. Insoweit dienen die in § 9 BDSG rechtlich normierten, technisch-organisatorischen Maßnahmen zugleich auch mittelbar dem Datenschutz.

Theorem 29:

Neben dem Humanfaktor "Patient" sind brainwareintensive Arbeitsleistungen und eine humanfaktororientierte Medizintechnologie dominante Faktoren der Gesundheitsleistungsproduktion.

Die menschliche Arbeit ist für Dienstleistungsbetriebe, die personenbezogene Leistungen an Menschen erbringen, wichtigstes Einsatzgut. Typisch für die Zusammensetzung der Einsatzgüter bei der Gesundheitsleistungsproduktion ist deshalb der große Anteil menschlicher Arbeitsleistungen, insbesondere durch hochqualifiziertes Personal verschiedener Fachgebiete, ferner der intensive Einsatz der Medizintechnik sowie von Sachgütern, die zum Teil aus Gütern des medizinischen, des medizinisch-technischen Bedarfs sowie für Unterkunft und Verpflegung bestehen.
Da wegen der Vorhaltung dieser Güter zur Herstellung der Leistungsbereitschaft der Anteil der fixen Kosten bei der Gesundheitsleistungsproduktion besonders hoch und die variablen Kosten dagegen vergleichsweise gering sind, reagiert der Erfolg außerordentlich sensitiv auf unterschiedliche Kapazitätsauslastungsgrade. Dies führt zu einer Break-Even-Konstellation mit auf hohem Niveau flach ansteigenden Kosten und steil ansteigendem Umsatz (siehe Abb. 3.5.2-3).

Die Höhe der Produktionskosten wiederum ist, ausgehend von einem konstanten Leistungsumfang, primär abhängig von der Kapazitätsauslastung, der Behandlungsdauer (Anzahl ambulanter Behandlungen oder Verweildauer der Patienten bei stationärer Behandlung), den Preisen, der Intensität des Faktoreinsatzes sowie von der Größe des Medizinbetriebes. Besondere Bedeutung kommt daher der Unterstützung der menschlichen Arbeitsleistungen, insbesondere der Rationalisierung der operativen Informationsverarbeitung, dem Management des Faktorkombinationsprozesses und der Qualifizierung diesbezüglicher Entscheidungen zu.

Abb. 3.5.2-3: Fixkostenproblem bei der personalintensiven Gesundheitsleistungsproduktion.

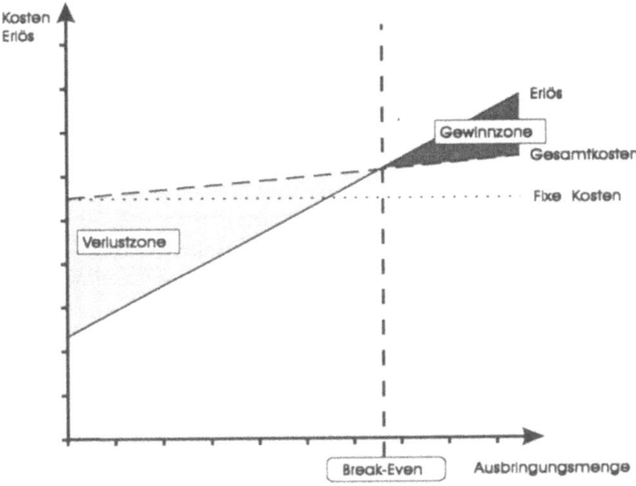

Theorem 30:

> Charakteristisch für die Gesundheitsleistungsproduktion sind funktionale Leistungs-/Einsatzrelationen, die durch die Limitionalität der eingesetzten Produktionsfaktoren determiniert sind.

Technisch bedingt durch den Betriebsmitteleinsatz (z. B. Röntgeneinrichtung, OP-Räume), physiologisch und auch psychologisch begründet durch den Humanfaktor "Patient" (z. B. patientengebundene Medikation, Anästhesie) bestehen im Unterschied zur Sachgüterproduktion zwischen der Zahl der Einzelleistungen und den eingesetzten Potential- und Repetierfaktoren definierte Relationen. Maßstab hierfür sind insbesondere die Humanität gegenüber dem Patienten sowie ethische Normen. Abgesehen von den patientennahen Leistungsprozessen unterscheiden sich Ansatzpunkte und Möglichkeiten zur Effizienzverbesserung im Bereich der Gesundheitsleistungsproduktion dem Grundsatz nach daher nicht von denen der Produktionswirtschaft.

Theorem 31:

> Qualitätssicherung bei der Gesundheitsleistungsproduktion läßt sich nur durch die Vorverlagerung der Qualitätskontrolle auf die eingesetzten Produktionsfaktoren sowie den Faktorkombinationsprozeß erreichen.

Bei der Produktion von Sachgütern wird die Konstanz der Qualität vor allem durch die im produzierenden Betrieb selbst durch-

geführte Fertigungsendkontrolle erreicht, die zumeist vor dem Absatz der Produkte und in jedem Falle vor Übergang derselben an den Abnehmer erfolgt. Diese Möglichkeit besteht bei dem dienstleistungstypischen Absatz der Gesundheitsleistung (uno actu-Prinzip) nicht.
Zielführend bei der Gesundheitsleistungsproduktion ist daher nur ein ganzheitlicher Ansatz der Qualitätssicherung, der Struktur und Ablauf aller medizinbetrieblichen Geschäftsprozesse im Sinne eines unternehmensweiten Netzwerkes von einzelnen organisierten "Qualitätssicherungsmaßnahmen" erfaßt (Total Quality Management).

Theorem 32:

Infolge der Immaterialität der Gesundheitsleistung läßt sich der Output der Gesundheitsleistungsproduktion nur indirekt messen. Dagegen unterliegt die Ausführung der Gesundheitsleistung aufgrund der direkten persönlichen Betroffenheit unmittelbar subjektiven Bewertungen.

Ausgehend vom Humanfaktor "Patient" als dem Dienstleistungsobjekt definiert sich der Output der Gesundheitsleistungsproduktion als die Verbesserung des Gesundheitszustandes des Patienten (Primärleistung) beziehungsweise der dazu erbrachten Einzelleistungen im Bereich von Diagnostik, Therapie, Pflege und gegebenenfalls Hotelversorgung (Sekundärleistungen). Von daher gesehen müßten also die dem medizinischen Handeln zuschreibbaren Veränderungen des Gesundheitszustandes des Patienten bzw. der Bevölkerungsgruppen einschließlich der von diesen Veränderungen ausgehenden Wirkungen der primäre Beurteilungsmaßstab für den Output der Gesundheitsleistungsproduktion sein. Da sich aber weder das Ziel "Verbesserung des Gesundheitszustandes des Patienten" noch die Ist-Ausprägung dieser Merkmale als Ausdruck für den Zielerreichungsgrad exakt definieren und in eindeutig meßbaren Größen ausdrücken lassen, kann sich in der Praxis eine Qualitätsbeurteilung nur sehr begrenzt an der Primärleistung ausrichten. Unter Berücksichtigung dieser Schwierigkeiten orientieren sich Qualitätsüberlegungen im Bereich der Medizin (vgl. [A. Donabedian, 1974; GMDS, 1996; H.-J. Jaster, 1997]) deshalb nicht nur am Behandlungsergebnis allein (Ergebnisqualität), sondern parallel oder aber auch ersatzweise am Ablauf des Behandlungsprozesses (Prozeßqualität) und an den Ressourcen, die für die medizinische Versorgung im Einzelfall gegeben sind (Strukturqualität).
Diese Feststellungen gelten analog auch für die Darstellung der

Output-Quantität der Gesundheitsleistungsproduktion. Sie findet demzufolge ihren Ausdruck in der Zahl der erbrachten Sekundärleistungen oder in aggregierten Kennzahlen wie zum Beispiel der Zahl geleisteter Berechnungstage oder behandelter Patienten für einzelne Krankheitsartenprofile (siehe Abb. 3.5.2-4).

Abb. 3.5.2-4: Output-Indikatoren der Gesundheitsleistungsproduktion.

OUTPUT	Quantität	Qualität
Primär	Anzahl der behandelten Patienten, der erbrachten Pflegetage u.ä. Gesundheitsindikatoren, Patienten- u. Krankheitsartenprofile	Verbesserung des Gesundheits-/Krankheitszustandes des Patienten (Ergebnisqualität)
Sekundär	Anzahl der Einzelleistungen im Bereich von Diagnostik, Therapie, Pflege und Hotelversorgung	Strukturqualität Prozeßqualität

Theorem 33:

> In der Terminologie des Marketing sind Gesundheitsleistungen "Problemgüter", da als Absatzobjekt lediglich ein Leistungsziel beziehungsweise die Bereitschaft zur Produktion von Gesundheitsleistungen angeboten werden kann.

Nach dieser Interpretation stellt die Gesundheitsleistung ein (Dienst-)leistungsversprechen dar, das aufgrund seines immateriellen Charakters gegenüber dem Verbraucher (Patienten) der Erklärung bedarf (vgl. [H. Corsten, 1994]). Daher sind zum Beispiel Informationen über das vorgehaltene Leistungspotential, das angebotene Leistungsprogramm, den Umfang der Nebenleistungen (Art und Quantität der Hotelleistungen) und der Behandlungs- und Pflegequalitäten ebenso eine notwendige Voraussetzung für den Absatz der Gesundheitsleistung wie die aus dem Behandlungsvertrag folgende rechtlich gebotene ärztliche Aufklärung des Patienten über den Prozeß und mögliche Risiken der Faktorkombination sowie die Mobilisierung seiner Compliance (z. B. Einwilligung zum invasiven Heileingriff).

3.5.3 Gestaltungsebenen

Die Produktion und Bereitstellung von Gesundheitsleistungen konkurriert mit anderen gesellschaftlichen Bereichen um volkswirtschaftliche Ressourcen. Zielkriterien für die Gesundheitsleistungsproduktion sind daher die allgemein formalen Wirtschaftsgrundsätze von

- Leistungsfähigkeit,
- Qualität und
- Wirtschaftlichkeit (Rationalprinzip) [H.-J. Seelos, 1997b].

Unter Leistungsfähigkeit der Gesundheitsleistungsproduktion versteht man einmal den Grad der Zielerreichung (Behandlungsergebnis, ausgedrückt durch die Veränderung des Gesundheitszustandes des Patienten) und zum anderen die Angemessenheit von Art und Umfang der im Bereich von Diagnostik, Therapie Pflege und Hotelversorgung erbrachten Einzelleistungen im Hinblick auf das Behandlungsergebnis (Leistungsadäquanz der Faktorkombination). Da ein Medizinbetrieb im Hinblick auf weder vorhersehbare noch disponierbare Inanspruchnahmen stets leistungsbereit sein muß, findet die medizinbetriebliche Leistungsfähigkeit zum dritten ihren Ausdruck in der Vorhalteleistung bzw. in der Leistungsbereitschaft und Produktionselastizität der zum Zwecke der Leistungserstellung vorgehaltenen sachlichen und personellen Ressourcen.

Wirtschaftlichkeit der Gesundheitsleistungsproduktion definiert sich über die „Mitteladäquanz der Faktorkombination", d. h. über die Angemessenheit von Art und Umfang der Produktionsfaktoren.

Unter dispositivem Aspekt stellt die Faktorkombination eine Optimierungsaufgabe dar, welche die Suche nach dem teleologisch optimalen Einsatz der Produktionsfaktoren zum Inhalt hat. Als optimal (effizient) gilt dabei diejenige Kombination der Produktionsfaktoren, mit der ein definierter Output bei geringstmöglichem Faktoreinsatz (Minimalprinzip bei mikroökonomischer Sichtweise) oder, alternativ, mit der ein größtmöglicher Output bei definiertem Faktoreinsatz (Maximalprinzip bei makroökonomischer Sichtweise) erzielt werden kann.

Für das Management der Gesundheitsleistungsproduktion ergeben sich damit grundsätzlich drei Ansatzpunkte:

Theorem 34:

> Gestaltungsebenen der Gesundheitsleistungsproduktion sind die Produkt- und Leistungsprogrammgestaltung, die Potentialgestaltung und die Prozeßgestaltung.

Produkt- und Leistungsprogrammgestaltung bezeichnet die strategische und operative Festlegung der produzierten Gesundheitsleistungen nach Art, Qualität und Quantität.
Potentialgestaltung beeinflußt die Strukturqualität und definiert die Beschaffung und den Einsatz der für ein gegebenes Leistungsprogramm notwendigen Produktionsfaktoren.
Die Auswahl und Steuerung der in- und externen Produktionsfaktoren für ein gegebenes Produktionsprogramm wird durch die Prozeßgestaltung beschrieben. Sie beeinflußt die Prozeßqualität.

Computergestützte betriebliche Informationssysteme unterstützen diese Gestaltungsebenen der Gesundheistleistungsproduktion durch

- die Qualifizierung von Managemententscheidungen,
- die Rationalisierung der Informationsprozesse,
- die Planung, Steuerung und Kontrolle der Geschäftsprozesse.

3.6 Konsequenzen für die Medizinische Informatik

Aus dem Zusammentreffen einer empirischen Wissenschaft, eingebunden in ein komplexes System der Gesundheitsversorgung durch die institutionalisierte Medizin mit ihren historischen, soziologischen und ökonomischen Gegebenheiten, mit einer modernen und vorwiegend auf formalen Strukturen aufgebauten Technologie ergeben sich zwangsläufig einige grundlegende Probleme für die Gestaltung informationsverarbeitender Systeme in der Medizin. Sie liegen vor allem in der dafür notwendigen Formalisierung der empirischen Medizinwissenschaft, in der Komplexität des Zielsystems (Erfahrungsobjekts) und seiner besonderen Systemökologie; im einzelnen (vgl. [P. L. Reichertz, 1988]):

Das Fehlen einer Theorie der Medizin. Die Medizin vermag als empirische Wissenschaft zwangsläufig keine Theorie zu entwickeln. Es findet sich eine Aneinanderreihung von Fakten, die systemorientierten Grundvorstellungen zugeordnet werden, welche in den seltensten Fällen formal beschrieben und eindeutig definiert sind. Der Wissensstand ist dynamisch und bezieht viele pragmatische Realitäten ein, die in den theoretischen Darstellungen keine Berücksichtigung finden, in die praktischen Entscheidungen jedoch bewußt oder unbewußt eingehen.

Dynamik der medizinischen Wissensbasis. Die Medizin entwickelt Modelle über das betrachtete Objektsystem, in die das jeweilige Wissen um die medizinischen und pathophysiologischen Grundlagen eingeht. Derartige Modelle werden benutzt, Phänomene einzuordnen, zu klassifizieren und therapeutisch anzugehen (vgl. [W. Wieland, 1975]). Aus diesem Modellcharakter ergeben sich nachstehende Konsequenzen:

- Aussagen gelten nur innerhalb der Grenzen eines Modells,
- bei unterschiedlichem Verhalten zwischen dem Modell einerseits und dem realen System andererseits ist eine Änderung des Modells erforderlich,
- Modelle ändern sich zwangsläufig mit der Weiterentwicklung der Medizin und dem Hinzutreten neuer Erkenntnisse über Störungs- und Regelvorgänge.

Da für die Medizin als empirische Wissenschaft stets der praktische Erfolg und nicht die Konsistenz der zugrundeliegenden theoretischen Konzepte maßgeblich ist, können einerseits nichtvalide Modelle Bestand haben, solange sie den praktischen Erfolg nicht behindern. Andererseits kann der ausbleibende Erfolg akzeptierter Modelle die Suche nach valideren oder alternativen Konzepten stimulieren. Diese Dynamik der medizinischen Konzepte und Modelle erschwert die Standardisierung in der Medizin.

Prozeßcharakter der praktischen Medizin. Im Gegensatz zu einer kontemplativen Wissenschaft muß die Medizin oftmals ohne ausreichende Kenntnis oder ohne eine Vollständigkeit der möglichen Information handeln: Krankheit ist ein dynamischer Prozeß mit eigengesetzlichen Zwängen. Hierfür hat sie spezielle Algorithmen entwickelt, welche sich an vordringlichen Symptomen und Notwendigkeiten orientieren und in einem ständigen Wechselspiel mit dem Prozeß der Krankheit reagieren.
Ferner sind Entscheidungen wegen der psychologischen und soziologischen Faktoren auf seiten des Subjekt- und Objektsystems nicht frei von emotionalen Einflüssen. Es ist jedoch schwierig, derartige Faktoren in auf somatische Befunde begründete Entscheidungsmodelle einzubringen. Der Prozeß der ärztlichen Urteilsfindung ist deshalb nicht ausschließlich durch regelbasiertes Wissen begründbar.

Komplexität der institutionalisierten Medizin. Das Gesundheitssystem zeichnet sich aus durch eine Vielzahl historisch gewachsener Elemente mit komplexen Netzwerkstrukturen. Die Vielfalt der mehr oder weniger präzise definierten Schnittstellen zu anderen Systemen ergibt mannigfache Relationen, Aus- und Einwirkungen auf die Praxis der Medizin, ihre soziologische Struktur und das Verhalten des einzelnen Patienten sowie auf die Vermaschung von Informationen.
Die Ziele des Gesundheitssystems selbst sind unscharf definiert und basieren vielfach auf subjektiven Werteskalen. Zudem können zwischen den Zielen des Subjekt- und Objektsystems Konflikte bestehen; beispielsweise zwischen kollektiver und individueller Gesundheit, d. h. hinsichtlich von Maßnahmen für eine größere Population oder einen einzelnen, oder eine kleine Gruppe von Erkrankten. Über die Determinanten in solchen komplexen Systemen fehlt es an Wissen. Insbesondere fehlen valide Kriterien, die Effektivität von Gesundheitssystemen zu messen und dementsprechend auch Kosten-Nutzen der Anwendung informationsverarbeitender Systeme valide abzuschätzen.

Konstitutive Merkmale der Gesundheitsleistungsproduktion. Produktionswirtschaftlich betrachtet qualifizieren sich Medizinbetriebe als

- Einzelleistungsfertiger, da der einzelne Patient bzw. dessen individuelle Gesundheitsprobleme Zeitpunkt, Art, Menge und Ort der konkret zu erbringenden Gesundheitsleistung bestimmen,
- Mehrproduktfertiger, wegen der Individualität der Fertigungsaufträge bzw. der Variabilität der biologischen und soziodemographischen Merkmale des Patienten,
- Durchfahrbetriebe, da sie jederzeit in der Lage sein müssen unter Beachtung der jeweiligen klinischen Prioritäten die nachgefragten Gesundheitsleistungen zu erbringen und
- riskante Systeme, weil der Patient Betroffener im Sinne der Prinzipien des Datenschutzes ist.

Zusammenfassend gilt nach Absatz 3.5.2:

Theorem 35:

> Das „semantische Differential" der Gesundheitsleistungsproduktion bestimmt nicht nur die Anwendbarkeit produktionswirtschaftlicher (industrieller) Management- und Produktionsparadigmen auf Medizinbetriebe, sondern determiniert auch deren branchenspezifisches betriebliches Informationssystem.

Konkrete Anwendungsmöglichkeiten bieten patientenferne Leistungsprozesse (Vorkomination) und Leistungsprozesse mit Lösung der Subjekt-Objekt-Beziehung im Rahmen der Endkombination (siehe Abb. 3.6-1).

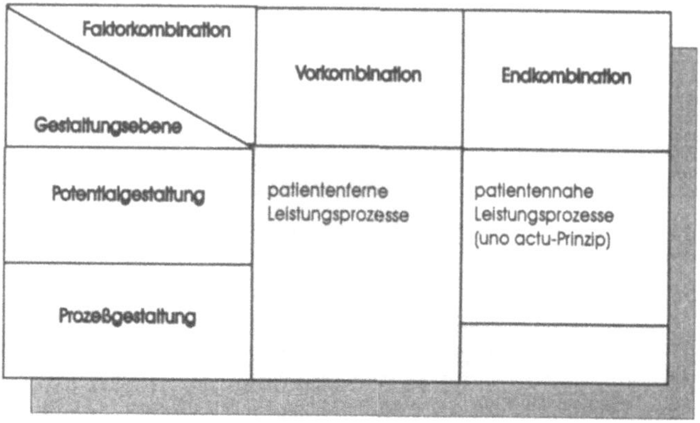

Abb. 3.6-1: Anwendungsmöglichkeiten „industrieller" Produktionsparadigmen bei der Gesundheitsleistungsproduktion. ☐

Faktorkombination / Gestaltungsebene	Vorkombination	Endkombination
Potentialgestaltung	patientenferne Leistungsprozesse	patientennahe Leistungsprozesse (uno actu-Prinzip)
Prozeßgestaltung		

4 Erkenntnisobjekt

Erkenntnisobjekte bezeichnen in der Wissenschaftstheorie die aus dem Erfahrungsobjekt einer Realwissenschaft abstrahierten Phänomene der Wirklichkeit, welche Gegenstand des Erklärens und Gestaltens sind.
Erkenntnisobjekte der Medizinischen Informatik sind nach Theorem 5 die aus ihrem Erfahrungsobjekt, also dem Gesundheitssystem, aspektrelativ abstrahierten informationsverarbeitenden Systeme (kurz als Informationssysteme bezeichnet), die biologischen Objektsystemkomponenten (biologische Informationssysteme) oder soziotechnischen Subjektsystemkomponenten (einzel- und überbetriebliche Informationssysteme) inhärent sind (vgl. Abb. 2-3). Deren informationstechnische Modellierung führt zu computergestützten biologischen oder betrieblichen Informationssystemen. Ihre gestaltete Struktur (in der Literatur [H. Krcmar, 1990; A.-W. Scheer, 1991; J. E. Sinz, 1997] als Informationssystem-Architektur apostrophiert) kann für konkrete Anwendungssysteme mittels eines Metamodells (Meta-Informationssystem) spezifiziert werden.

4.1 Informationssystem

Grundsätzlich läßt sich jedes nach nicht-informationalen Kriterien definierte Objektsystem der Medizinischen Informatik daraufhin analysieren, mit welchem Erkenntnisgewinn es als Informationssystem rekonstruierbar ist.

Definiert man ein System S = {E, F, B} als eine Menge {E} von Elementen, auf der eine Menge {F} von Eigenschaften (und damit von Funktionen) dieser Elemente definiert ist, sowie aus einer ebenfalls auf der Menge {E} definierten Menge {B} von Beziehungen zur Verfolgung gegebener Systemziele [G. Patzak, 1982], dann lassen sich nach Abbildung 4.1-1 sowohl in biologischen als auch in soziotechnischen Systemen funktional zwei Teilsysteme unterscheiden [C. A. Petri, 1979; H.-J. Seelos, 1988a; M. Wollnik et al., 1990]:

- ein Basissystem, in dem die physisch-materiellen Leistungsprozesse und operativen Informationsprozesse realisiert werden;
- ein Steuerungssystem, in dem vorrangig dispositive Informationsprozesse zur Beeinflussung des Basissystems (Steuerung

und Regelung der Leistungsprozesse) und/oder seiner Umwelt ablaufen.

Abb. 4.1-1: Das Informationssystem: Teilsystem biologischer und soziotechnischer Systeme [H.-J. Seelos, 1988a].

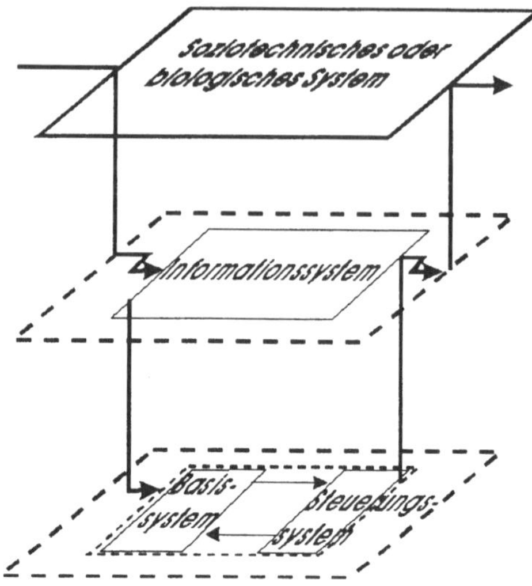

Die Gesamtheit der operativen (Basissystem) und dispositiven (Steuerungssystem) Informationsprozesse kann im Rahmen einer weitergehenden hierarchischen Differenzierung zum Informationssystem zusammengefaßt werden. Es qualifiziert sich somit als ein System aufeinander bezogener informationsverarbeitender Operationen, die global in die Gewinnung oder Erzeugung (Datenerfassung), Speicherung (Informationsverwaltung), Umformung oder Verknüpfung (Informationswertung, -auswertung), Wiedergabe und Übermittlung von Informationen gegliedert werden können. Träger der Operationen können dabei biologische (organische), personelle oder soziale und technische Einheiten (Systeme) sein. Wir halten nochmals fest:

Theorem 36:

> Informationssysteme, d. h. Systeme aufeinander bezogener informationsverarbeitender Operationen, sind Teilsysteme biologischer und soziotechnischer Systeme.

4.2 Computergestütztes Informationssystem

Aus dem Prozeßgefüge eines Informationssystems lassen sich operative und/oder dispositive Informationsprozesse ausgrenzen bzw. entsprechende Systemfunktionen (biologische Teilfunktionen, betriebliche Geschäftsprozesse) auf Automaten zur Verarbeitung von Daten (nach DIN 44300 Datenverarbeitungssystemen) modellieren (abbilden). Da jedoch in biologischen und soziotechnischen Systemen nur definierte Systemfunktionen vollständig oder deren Gesamtfunktion teilweise automatisierbar ist, stellt jede informationstechnologische Abbildung (Modell) im Ergebnis ein "Mensch-Aufgabe-Technik-System", also ein computergestütztes biologisches oder betriebliches Informationssystem dar (siehe Abb. 4.2-1). Es steht in Beziehung zu seiner Umwelt, ist also Teil eines umfassenderen Systems, mit dessen Elementen es über Schnittstellen verbunden ist.

Das computergestützte Informationssystem ist Betrachter-konstituiert, Aspekt-bezogen und Zweck-spezifisch, weshalb [W. Steinmüller, 1993] vorgeschlagen hat, die in Abschnitt 4.1 angegebene allgemeine Systemdefinition um den Betrachter, der den Gegenstandsbereich definiert, also um den Betrachtungsaspekt zu ergänzen. Wir merken uns:

Theorem 37:

> Ein computergestütztes Informationssystem ist ein "Mensch-Aufgabe-Technik-System", das in der Medizinischen Informatik durch die informationstechnische Modellierung biologischer oder betrieblicher Informationssysteme entsteht. Dabei ist stets anzugeben, unter welchen Aspekten es geschaffen wurde bzw. wird und welchen Zwecken es jetzt oder künftig dienen soll.

Computergestützte betriebliche Informationssysteme lassen sich durch das Zusammenwirken sozialer (personeller) und informationstechnischer Komponenten zur Erfüllung bestimmter (bestehender oder neuer) Aufgaben (Systemfunktionen) bzw. zur Lösung konkreter Probleme der Informationsverarbeitung (z. B. Entscheidungsunterstützung, Mustererkennung, Bildverarbeitung, Controlling) und zur Handhabung der damit verbundenen Informationen näher charakterisieren [M. Wollnik et al., 1990]. Unter den personellen Komponenten kann man die Benutzer und die zur Steuerung ihres Verhaltens vorgegebenen organisatorischen Regelungen einordnen. Die informationstechnischen Komponenten werden durch die Hardware sowie die sie steuernde, mehr oder weniger anwendungsnahe Software repräsentiert. Aufgabenerfüllung und Informationshandhabung beruhen auf einer Funktionsteilung zwischen personellen und informationstechnischen Komponenten. Die Benutzer übernehmen organisatorisch vorgesehene Benutzerfunktionen.

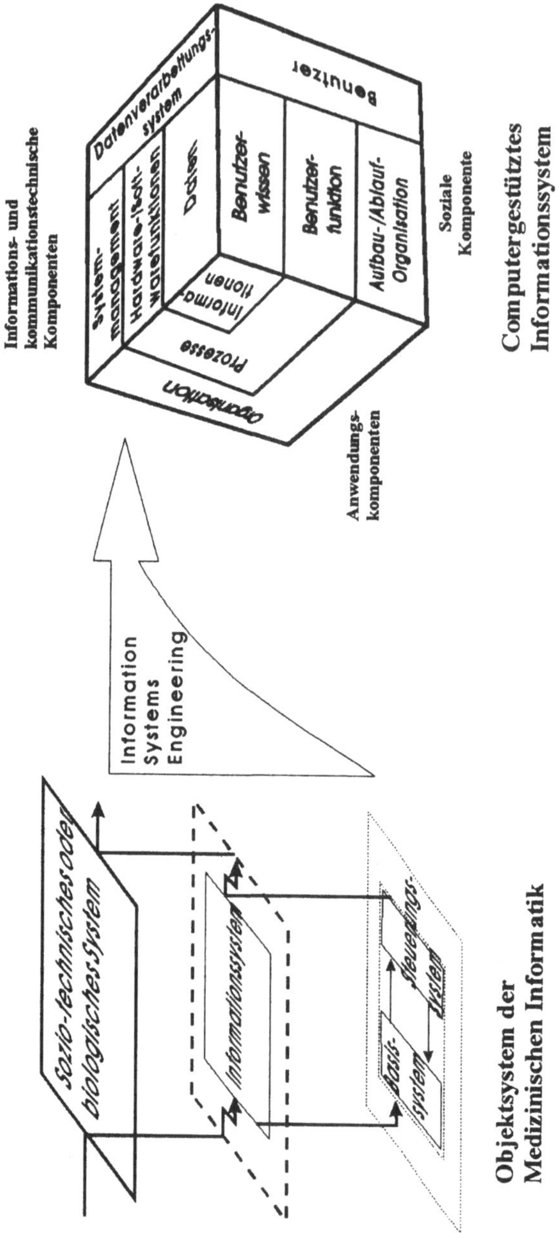

Abb.4.2-1: Morphologie informationsverarbeitender Systeme: Die informationstechnische Modellierung biologischer oder betrieblicher Informationssysteme auf der Grundlage operativer (Basissystem) und dispositiver (Steuerungssystem) Informationsprozesse führt zu computergestützten Informationssystemen [H.-J.Seelos, 1988a].

Diese werden im Rahmen der Aufgabenerfüllung mit Hardware- und Softwarefunktionen kombiniert, deren Zuschnitt Art und Ausmaß der Computerunterstützung oder den Automationsgrad bestimmt. Der Funktionsteilung folgt eine selektive Überführung von Benutzerwissen in maschinell verarbeitete Daten. In computergestützten biologischen Informationssystemen besitzen nicht nur Aufgaben und zu verarbeitende Informationen einen anderen Charakter (z. B. die Verarbeitung von Biosignalen). An Stelle der personellen Komponenten finden sich Organe, deren natürliche Steuerung durch elektrische Impulse oder biochemische Reaktionsabläufe erfolgt. Auch die technische Auslegung weicht objektsystembedingt von der computergestützter betrieblicher Informationssysteme ab (z. B. Verwendung von Biomaterialien).

4.3 Anwendungssystem

Wir definieren:

Theorem 38:

> Ein Anwendungssystem ist ein computergestütztes Informationssystem, das in der Medizinischen Informatik einen konkreten Gegenstandsbereich ihres Erfahrungsobjektes (biologisches System, soziotechnisches System) modelliert.

Ausgehend von den vielfältigen Problemen bzw. Anforderungen an die Informationsverarbeitung in der Medizin und im Gesundheitswesen haben sich zwischenzeitlich in der Entwicklung der Medizinischen Informatik für einzelne Gegenstandsbereiche (Zielsysteme, Problemklassen) eine Fülle spezieller Anwendungssysteme herausgebildet wie z. B. Arztpraxissysteme, Krankenhausinformationssysteme, Dokumentationssysteme, wissensbasierte Systeme und Lernsysteme. Entsprechende Übersichten finden sich u. a. in [A. R. Bakker et al., 1992; M. J. Ball et al., 1991; H.-J. Seelos, 1994a und 1994b; H.-J. Seelos, 1997]).

4.3.1 Anwendungssystem-Architekur

In Analogie zur Architekturlehre im Bauwesen repräsentiert die Anwendungssystem-Architektur den Bauplan eines Anwendungssystems im Sinne einer Spezifikation und Dokumentation seiner Komponenten und ihrer Beziehungen unter allen für seine ganzheitliche Gestaltung und zielgerichteten Nutzung relevanten Blickwinkeln [U. Hasenkamp, 1990; J. F. Sowa et al., 1992; J. A. Zachman, 1987]. Entsprechend dem von [E. J. Sinz, 1997] vorgeschlagenen generischen Architekturrahmen kann, zur

Bewältigung der Komplexität, die Architektur eines Anwendungssystems in jeder (Lebens-)phase seiner informationstechnischen Modellierung (Modellebene) unter verschiedenen, für die konstruktive Gestaltung zweckdienlichen Sichten betrachtet werden. Dabei nimmt die Konkretisierung der Anwendungssystem-Architektur mit jeder Modellebene, also mit der Nähe zur informationstechnischen Implementierung zu (siehe Abb. 4.3.1-1).

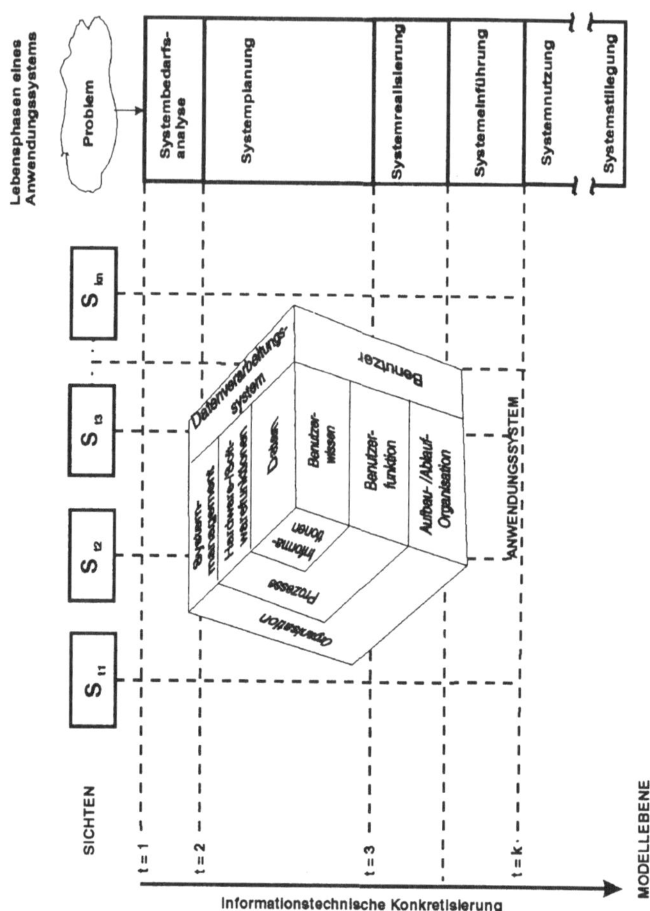

Abb. 4.3.1-1: Zweidimensionalität bei der Betrachtung von Anwendungssystem-Architekturen. Die Bildung der Modellebenen korrespondiert mit den konstruktiven Phasen der informationstechnischen Modellierung; die Sichten S auf die Anwendungssystem-Architektur sind abhängig von dem für eine Modellebene gewählten Modellierungskonzept.

Die Bildung von Sichten folgt weniger einer analytischen Ableitung nach der in Abschnitt 4.2 beschriebenen Morphologie computergestützter Informationssysteme, als der Zielsetzung, die in bekannten Modellierungskonzepten [P. P. Chen, 1976; P. Coad et al., 1991; O. K. Ferstl et al., 1991; J. Martin, 1990; H. Österle, 1995; A.-W. Scheer, 1990 und 1995; M. Vetter, 1985; J. A. Zachmann, 1987] vorzufindenden softwaremethodologischen Aspekte zu berücksichtigen [T. W. Olle et al., 1988]. Klassische Ansätze verbinden Modellierungskonzepte der Datenmodellierung (z. B. Entity-Relationship-Modell) und der Funktionsmodellierung (z. B. Strukturierte Analyse). Objektorientierte Ansätze (z. B. Object Modeling Technique) zielen auf ein geschlossenes Modellierungskonzept auf der Basis des objektorientierten Paradigmas. Sowohl die klassischen als auch die objektorientierten Ansätze wurden mittlerweile in bezug auf die Prozessmodellierung erweitert.

4.3.2 Metamodell

Die Regeln für die Definition und Konstruktion einer Anwendungssystem-Architektur werden üblicherweise in Form von Metamodellen oder branchenbezogenen Referenzmodellen (z. B. [H. Bihr et al., 1997]) beschrieben. Sie spezifizieren die verfügbaren Bausteine (Meta-Objekte), die Beziehungen zwischen Bausteinen (Meta-Beziehungen) sowie die Konsistenzbedingungen für die Verwendung von Bausteinen und Beziehungen. In der Literatur findet sich eine Vielzahl unterschiedlich motivierter Architekturkonzepte wie z. B. die ARIS-Architektur [A.-W. Scheer, 1995], die IFIP WG 8.1-Architektur [T. W. Olle et al., 1988], die CIM-OSA-Architektur [Esprit, 1989], das Referenz-Metamodell von [T. Gutzwiller et al., 1990] oder Architekturvorschläge von diversen DV-Anbietern [A. Hazzah, 1990; SAP AG, 1993; Software AG, 1988]. Vergleichende Untersuchungen dazu haben zum Beispiel [A. W. Scheer, 1995; P. Mertens, J. Holzner, 1992; E. J. Sinz, 1997] vorgelegt. Davon ausgehend soll für unsere weiteren Betrachtungen die von [A. W. Scheer, 1995] entwickelte universell verwendbare **Ar**chitektur integrierter **I**nformations**s**ysteme (ARIS) herangezogen werden.

ARIS untergliedert eine Anwendungssystem-Architektur primär in Sichten und sekundär in Modellebenen. Dabei werden auf allen Modellebenen identische Sichten gebildet; d. h. die Möglichkeit des von [E. J. Sinz, 1997] angegebenen generischen Architekturrahmens, auf den einzelnen Modellebenen eines Anwendungs-

systems grundsätzlich unterschiedliche Sichten spezifizieren zu können, wird von ARIS nicht genutzt.
ARIS definiert eine Datensicht, eine Funktionssicht und eine Organisationssicht. Das Zusammenwirken dieser drei Sichten wird durch eine vierte Sicht, die Steuerungssicht, unter dem Blickwinkel des Ablaufs von Objektsystemprozessen hergestellt. Innerhalb der vier Sichten werden drei Modellebenen (Fachkonzept, DV-Konzept und Implementierung) unterschieden (siehe Abb. 4.3.2-1). Daten-, Funktions- und Steuerungssicht sind der Aufgabenebene, die Organisationssicht der Aufgabenträgerebene (in der Medizinischen Informatik biosystemische, personelle oder soziale und informationstechnische Aufgabenträger) zuzuordnen.

Abb. 4.3.2-1: Sichten und Modellebenen der ARIS-Architektur nach [A.-W. Scheer, 1995].

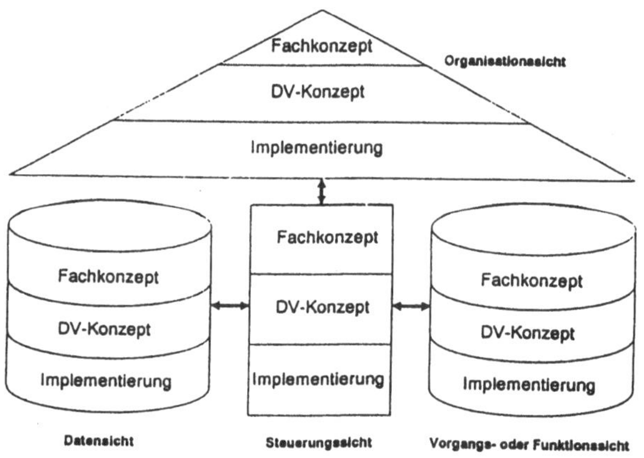

Zur Beschreibung der Metaebene einer Anwendungssystem-Architektur ist das von [P. P. Chen, 1976] eingeführte Entity-Relationship-Modell (ERM) geeignet. Es besteht aus den Elementen Entity- oder Objekttypen (üblicherweise dargestellt durch Kästchen) und Beziehungen (üblicherweise dargestellt durch Rauten). Die Beziehungstypen werden nach den Kardinalitäten 1:n, 1:1, n:m und m:1 unterschieden.
Unter Nutzung dieser Semantik und des ARIS-Architekturkonzeptes ist in Abbildung 4.3.2-2 ein grobes Metamodell einer Anwendungssystem-Architektur in der Medizinischen Informatik dargestellt. Dabei werden die einzelnen, jeweils stark umrandeten Sichten durch die sie repräsentierenden Objekt- und Beziehungstypen als ERM beschrieben und zu einem integrierten Metamodell verknüpft.

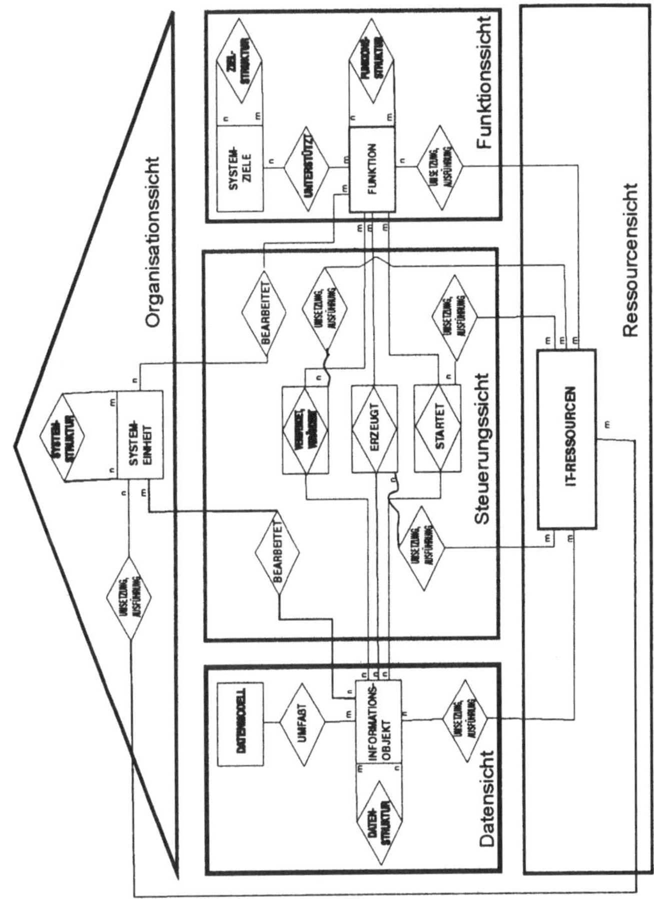

Abb. 4.3.2-2: Grobes Metamodell einer Anwendungssystem-Architektur in der Medizinischen Informatik (mod. nach [A.-W. Scheer, 1995]).

Ausgangspunkt des Funktionsmodells sind die Systemziele bzw. die Funktionen des Objektsystems die mit dem Anwendungssystem unterstützt werden sollen. Die Struktur der untereinander verflochtenen Ziele bildet eine m:n-Beziehung innerhalb des Entitytyps *SYSTEMZIELE*. Zur Erreichung der Ziele müssen bestimmte Funktionen durchgeführt werden. Die Verknüpfung von Funktionen untereinander sowie der Unterstützungscharakter von Funktionen zu Zielen führt zu der n:m-Beziehung innerhalb des Entitytyps *FUNKTION* sowie einer n:m-Beziehung zwischen *FUNKTION* und *SYSTEMZIELE*.

Auf der linken Seite ist das Modell der Datenstrukturen dargestellt. Der Entitytyp *INFORMATIONSOBJEKT* bezeichnet das Objekt, das durch Attribute qualifiziert und in einer Datenbasis beschrieben werden soll. Er umfaßt Ereignisse und Zustände, die durch Daten repräsentiert werden. Zwischen Informationsobjekten bestehen Beziehungen, die durch eine n:m-Beziehung innerhalb des Begriffes *INFORMATIONSOBJEKT* ausgedrückt werden. Informationsobjekte eines inhaltlich zusammengehörenden Bereiches können zu einem Datenmodell zusammengefaßt werden. Da sich diese überschneiden können, besteht eine n:m-Beziehung zwischen Datenmodell und Informationsobjekt.
Das Modell der Organisationssicht hat als zentralen Begriff die Systemeinheit. Die strukturellen Entscheidungsberechtigungen oder Zugehörigkeitsbeziehungen zwischen diesen Bereichen führen zu einer n:m-Beziehung innerhalb des Entitytyps *SYSTEMEINHEIT*. Die Beziehungen zwischen Daten-, Funktions- und Organisationssicht untereinander werden durch die Steuerungssicht berücksichtigt. Funktionen können als Transformation von Eingangs- zu Ausgangsdaten interpretiert werden. Ereignisse starten Funktionen und sind auch Ergebnis von Funktionen. Diese drei Zusammenhänge sind als Beziehungen zwischen *INFORMATIONSOBJEKT* und *FUNKTION* dargestellt. Der Zusammenhang zwischen *SYSTEMEINHEIT* und *FUNKTION* wird durch die *BEARBEITUNGSZUORDNUNG* ausgedrückt. Systemeinheiten können bestimmte Sichten auf Informationsobjekte zugeordnet werden, die durch den Beziehungstyp *DATENSICHT* ausgedrückt werden. Die Informationstechnik wird durch den Entitytyp *IT-RESSOURCEN* repräsentiert.

Die in [A.-W. Scheer, 1995] ausführlich über alle Modellierungsebenen beschriebenen Beschreibungssichten korrespondieren einerseits mit der Phänomenologie computergestützter Informationssysteme als "Mensch-Aufgabe-Technik-Systeme" (siehe dazu näher Abschnitt 4.2), andererseits mit dem im nächsten Kapitel erläuterten Life cycle-Paradigma von Anwendungssystemen. Wir halten nochmals fest:

Theorem 39:

Die Architektur eines Anwendungssystems wird in jeder (Lebens-)Phase seiner informationstechnischen Modellierung (Modellebene) unter verschiedenen, für die konstruktive Gestaltung zweckdienlichen Sichten betrachtet.

5 Erklärungs- und Gestaltungsaufgabe

Die Medizinische Informatik als anwendungsbereichsspezifische Informatik arbeitet systemisch-problemorientiert und polymethodisch, d. h. sie strebt danach Probleme der Informationsverarbeitung in der Medizin und im Gesundheitswesen (Anwendungsprobleme) rational und interdisziplinär zu lösen (was weitere soziologische, psychologische, finanzielle usw. Motivationen nicht ausschließt).

Ein Problem der Informationsverarbeitung bezeichnet in der Medizinischen Informatik die Differenz zwischen einem systemischen Ist- und Sollzustand; im Einzelnen: (1) Ein bestimmter realer oder hypothetischer systemischer Istzustand stimmt (2) mit einem gewünschten systemischen Soll-Zustand nicht überein; diese Inkongruenz wird (3) von Forschern (oder Anwendern oder Dritten) als Anwendungsproblem identifiziert und soll (4) durch Forschung (oder entsprechende Systemgestaltung, also die Neu- oder Umgestaltung von Anwendungssystemen) beseitigt werden (siehe Abb. 5-1). Der angezeigte Weg zur Lösung dieser Gestaltungsaufgabe, die zur Erzielung eines guten konstruktiven Resultates auch die Bearbeitung der Erklärungsaufgabe (Partialanalyse des Erfahrungsobjekts) impliziert, ist das "Projekt".

Abb. 5-1: Die Gestaltungsaufgabe der Medizinischen Informatik (MI) - ein Problemlösungsprozeß.

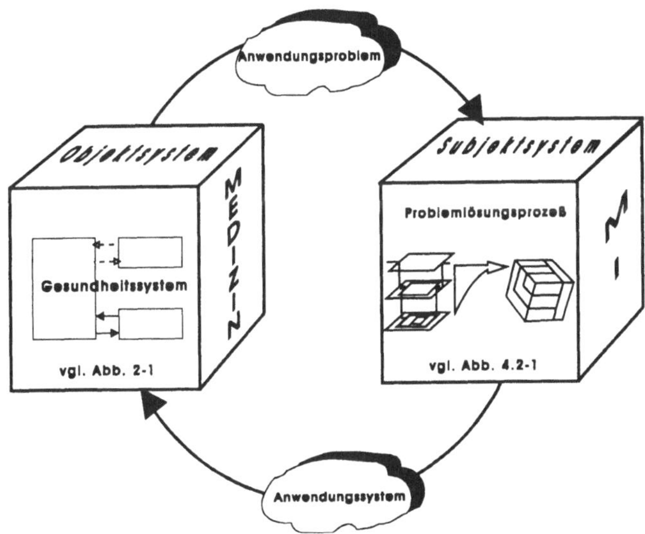

5.1 Problemlösungsprozeß

Problemlösungsprozesse in der Medizinischen Informatik werden nicht nach dem "Trial and error-Verfahren", sondern stets nach methodisch-logischen Regeln abgewickelt, d. h.

Theorem 40:

> Problemlösungsprozesse in der Medizinischen Informatik werden als Projekte organisiert.

Der in Abbildung 5.1-1 skizzierte projektorientierte Problemlösungsprozeß integriert mittels eines Phasenkonzeptes

- Aktivitäten, die auf die Erarbeitung der Problemlösung ausgerichtet sind (Information Systems Engineering) und
- Aktivitäten, der Planung, Steuerung und Kontrolle des Problemlösungsprozesses (Projektmanagement).

Natürlich können in der Praxis die inhaltlichen (Information Systems Engineering) und die organisatorischen (Projektmanagement) Aspekte des Problemlösungsprozesses kaum voneinander getrennt werden. Sie beeinflussen sich vielmehr auf vielfältige Art und betreffen außerdem, je nach Umfang und Komplexität eines Projektes, oftmals ganz oder teilweise dieselben Personen. Es handelt sich also lediglich um eine hier vorgenommene gedankliche Trennung, die im folgenden in analytischer Hinsicht zweckdienlich ist.

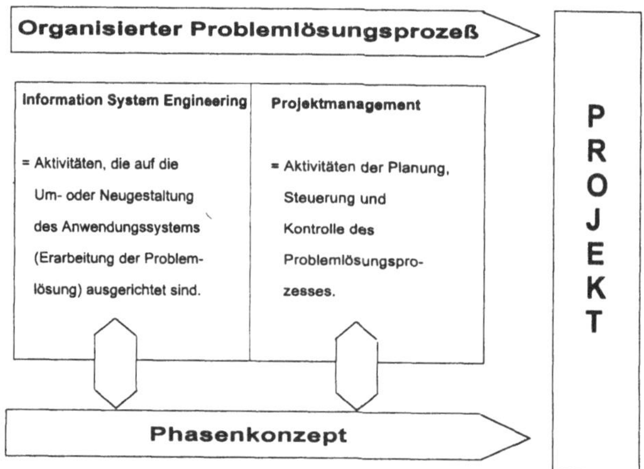

Abb. 5.1-1: Integration von Information Systems Engineering und Projektmanagement beim projektorientierten Problemlösungsprozeß.

5.1.1 Projektorientierter Problemlösungsprozeß

Ein Projekt ist ein nach methodischen Regeln im Rahmen einer Projektstruktur ablaufender Problemlösungsprozeß. Konstitutive Merkmale eines Projektes sind dann:

- Der Problemlösungsprozeß ist ein zielorientiertes Geschehen, zwischen einem vorher definierten Anfangs- und Abschlußzeitpunkt, das zur Errreichung der gesetzten Ziele (in der Medizinisch Informatik die Um- oder Neugestaltung eines Anwendungssystems) einen geplanten und gesteuerten Arbeitseinsatz erfordert (Projektmanagement) und dabei Kapazitäten von Personal und Einrichtungen belegt sowie Zeit-, Sach- und Finanzmittel verbraucht.
- Sämtliche Aktivitäten des Problemlösungsprozesses müssen in einer sinnvollen logischen Anordnung ablaufen (Phasenschema).
- Die Abwicklung des Problemlösungsprozesses innerhalb der Primärorganisation ist nicht möglich oder sinnvoll, so daß eine besondere Aufbauorganisation (Projektstruktur) erforderlich ist.

Wird eine semantische Unterscheidung zwischen "Projekt" und "Programm" gemacht, so handelt es sich lediglich um eine hierarchische Stufung. Ein Programm ist ein Komplex von Projekten einer Organisation zur Erreichung eines bestimmten Programmzwecks. Der Programmzweck wird innerhalb des Zielsystems der Organisation durch das zugehörige Zielprogramm beschrieben. Zur Realisierung eines Programms müssen mehrere Projekte ausgeführt werden. Ein Projekt ist dann ein begrenztes Tätigkeitsvorhaben innerhalb eines Programmes zur Erreichung eines bestimmten Projektzweckes. Der Projektzweck wird wiederum im zugehörigen Zielprogramm durch spezielle Programmziele berücksichtigt.

(Medizininformatik-)Projekte lassen sich durch eine Reihe von Kriterien beschreiben, die einen entscheidenden Einfluß auf die Problematik ihrer Durchführung ausüben [H.-J. Seelos, 1982]:

- Zielakzeptanz,
- Innovationsgrad,
- Freiheitsgrad,
- Komplexität,
- Risiko und
- Umfang.

Zielakzeptanz. Die Zielakzeptanz qualifiziert die Identifikation der am Projektgeschehen Beteiligten Personen und Instanzen mit der Zielsetzung eines Projektes.
Bei der Implementierung computergestützter Informationssysteme kann man in Analogie zur Regeltechnik von einem Übergangsverhalten komplexer Systeme bei diskontinuierlicher Eingangsfunktion (Umstellung vom konventionellen zum automatisierten Verfahren) sprechen, bei dem etwa mit dem Instrumentarium der empirischen Sozialforschung zu analysieren wäre, inwieweit die primäre Innovationsschwelle (Überschwinger) überwunden ist, sich das nachfolgende Einschwingverhalten stabilisiert hat und welches Akzeptanzniveau dann erreicht ist (siehe Abb. 5.1.1-1).

Abb. 5.1.1-1: Typischer Verlauf der Zielakzeptanz in Abhängigkeit vom Projektfortschritt bei Medizininformatikprojekten.

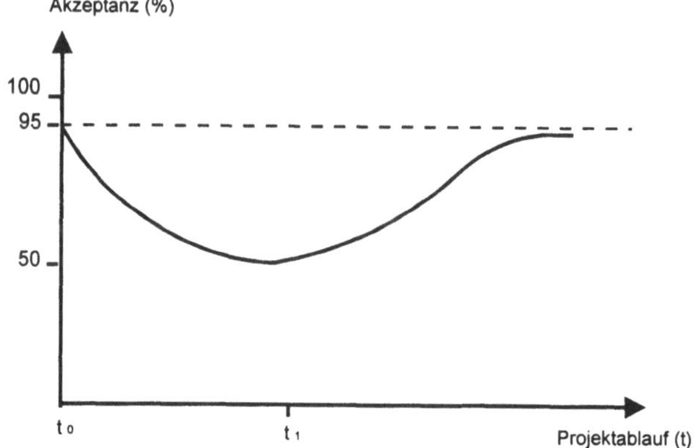

Innovationsgrad. Der Innovationsgrad ist ein Maß für den repetitiven Charakter eines Projektes. Bestimmend hierfür sind insbesondere die Operationalisierbarkeit der vorgegebenen Projektziele sowie die allgemein bekannten und verfügbaren problemadäquaten Kentnisse und Lösungsmethoden.
Bei Projekten mit repetitivem Charakter kann die Problemlösung vollständig beschrieben und der Verlauf der Projektdurchführung mit großer Sicherheit vorhergesagt werden. Solche Projekte besitzen daher ein geringes Maß an Innovation. Demgegenüber besteht bei hoch innovativen Projekten die Gefahr, daß in Unkenntnis des Planungsfeldes Forderungen bezüglich der Ergebnis-, Termin- und Ressourcenziele formuliert werden, deren Erfüllung nicht gewährleistet werden kann, da oft einschlägige Methoden aus anderen Anwendungsbereichen zur Lösung vor-

liegender Problemstellungen nicht herangezogen werden können, sondern eigens dafür zu entwickeln und zu erproben sind.

Freiheitsgrad. Der Freiheitgrad eines Projektes quantifiziert den "Spielraum" hinsichtlich der vorgegebenen Ergebnis-, Ressourcen- und Terminziele. Ein geringer Projektfreiheitsgrad bedeutet etwa, daß die qualitativen Anforderungen an das Projektergebnis, die Projektkosten und die Termine verbindlich vorgegeben sind. Es ist unmöglich, eine dieser drei Bestimmungsgrößen der Sachebene zu ändern, ohne nicht mindestens eine weitere zu beeinflussen (siehe Abb. 5.1.1-2). Sie bilden konkurrierende Beziehungen, ein sogenanntes „magisches Dreieck".

Abb. 5.1.1-2: Kritische Erfolgsfaktoren für ein ganzheitliches Projektmanagement.

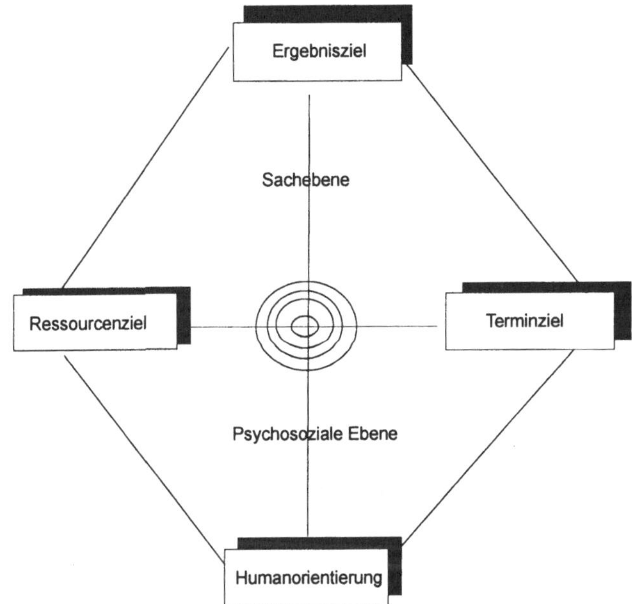

Komplexität. Die Komplexität eines Projektes ist ein Maß für die bei der Problemlösung zu berücksichtigenden Aspekte und Fakten und als Folge davon für die Interdependenz aller an der Projektdurchführung beteiligten Organisationseinheiten. Indizien für eine große Komplexität sind:

- die zu erreichenden Projektziele sind abstrakt vorgegeben und werden erst im Verlauf der Problemlösung operationalisierbar,
- komplizierter, schwer zu überschauender Ablauf,

- eine Vielzahl interdependenter Tätigkeiten, Teilaufgaben und Arbeitsschritte,
- überlappte oder teilweise parallele Bearbeitung der Teilaufgaben/Arbeitschritte,
- interinstitutionelle, interdisziplinäre, multinationale Zusammenarbeit,
- ein hoher Innovationsgrad,
- die Anwendung noch wenig bekannter oder noch nicht ausreichend erprobter Methoden, Verfahren und Techniken,
- geringe Erfahrung bei den an der Projektdurchführung Beteiligten,
- ein großes und/oder schwer abschätzbares Realisationsrisiko.

Risiko. Maß für die materiellen und immateriellen Verluste, die dem Auftraggeber bei Nichterreichen der Projektziele entstehen können. Für die Abschätzung des Gesamtrisikos werden von [A. Zogg, 1974] nachstehende Einzelrisiken angegeben:

- Technisches Realisationsrisiko (das Risiko, falls das Projekt zu keinem Ergebnis führt),
- Verwertbarkeitsrisiko (das Risiko, falls das Projekt zwar zu einem grundsätzlich verwertbaren, aber nicht zum erwarteten Ergebnis führt),
- Zeitrisiko (das Risiko, falls das Projekt nicht in der vorgegebenen Zeitspanne durchgeführt werden kann),
- Aufwandsrisiko (das Risiko, falls der Projektaufwand den geplanten Aufwand überschreitet).

Zeit- und Aufwandsrisiko lassen sich durch den Einsatz des Projektmanagements herabsetzen, nicht aber das technische Realisationsrisiko sowie das Verwertbarkeitsrisiko. Vielfach wird daher bei riskanten Projekten (z. B. stark innovativ ausgerichteter Zielsetzung) zunächst eine Problemlösung mit Modellcharakter entwickelt (Pilotsystem), diese in realer Nutzerumgebung erprobt, bewertet, modifiziert und eventuell dann, vorbehaltlich der Entscheidung durch die zuständigen Entscheidungsinstanzen, multipliziert.

Umfang. Der Umfang eines Projektes bringt den quantitativen Aufwand des Problemlösungsprozesses zum Ausdruck. Er läßt sich durch nachstehende Aspekte abschätzen:

- die Anzahl der zu lösenden Teilprobleme sowie der zu ihrer Lösung erforderliche administrative und koordinative Aufwand,

- die für die Durchführung des Projektes einzusetzenden und eventuell zusätzlich bereitzustellenden Ressourcen personeller, sächlicher und finanzieller Art,
- die Zahl der an der Projektabwicklung beteiligten Kommunikationspartner und Disziplinen,
- die zur Bearbeitung der Teilprobleme und zur Durchführung des Projekts erforderliche Zeit und damit zusammenhängend die Bindung der in Ansatz zu bringenden Ressourcen.

Beim Phasenkonzept stehen Einflußmöglichkeiten und Projektkosten in einem umgekehrten Verhältnis zueinander, d. h. die Einflußmöglichkeit auf die Projektkosten wird im Verlauf des Problemlösungsprozesses immer geringer, während die Projektkosten in zunehmendem Maße ansteigen (siehe Abb. 5.1.1-3).

Abb. 5.1.1-3: Einflußmöglichkeiten und Projektkosten stehen im umgekehrten Verhältnis zueinander (Quelle: Siemens AG; zit. [J. Boy et al., 1997]).

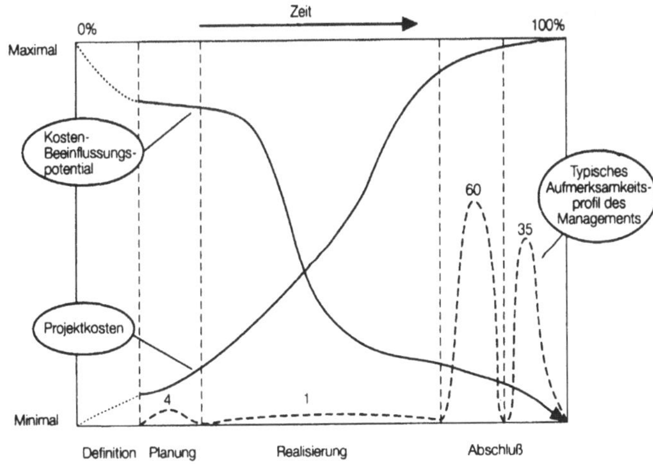

5.1.2 Realisierungs- vs. Forschungsprojekt

Wie Abbildung 5.1.2-1 zeigt, kann die konkrete Ausprägung der in Absatz 5.1.1 beschriebenen Kriterien zur Qualifizierung von Projekten herangezogen werden. Davon ausgehend lassen sich Realisierungs- und Forschungsprojekte aber auch Mischtypen unterscheiden.

Realisierungsprojekt. Ein Realisierungsprojekt zeichnet sich durch einen geringen Innovations- und Schwierigkeitsgrad aus.

Die zu erreichenden Ziele lassen sich in qualitativer und quantitativer Hinsicht ausreichend detailliert beschreiben. Sein Risiko kann ebenso wie seine Komplexität im Vergleich zu einem Forschungsprojekt als gering bezeichnet, die einzusetzenden Mittel und die erforderliche Zeit mit ausreichender Genauigkeit abgeschätzt werden. Das Vorgehen zur Zielerreichung ist bekannt. Die zu erbringenden Leistungen haben überwiegend repetitiven Charakter, da die zum Vollzug des Problemlösungsprozesses erforderlichen Verfahren bereits weitgehend existieren. Beispielsweise stellt die Implementierung eines Gemeinschaftslabors ein Realisierungsprojekt dar, weil vergleichbare Systeme bereits realisiert wurden.

Abb. 5.1.2-1: Beispielhafter Kiviat-Graph zur Qualifizierung von Projekten. Die Darstellung verdeutlicht Unterschiede zwischen einem Realisierungs- und einem Forschungsprojekt.

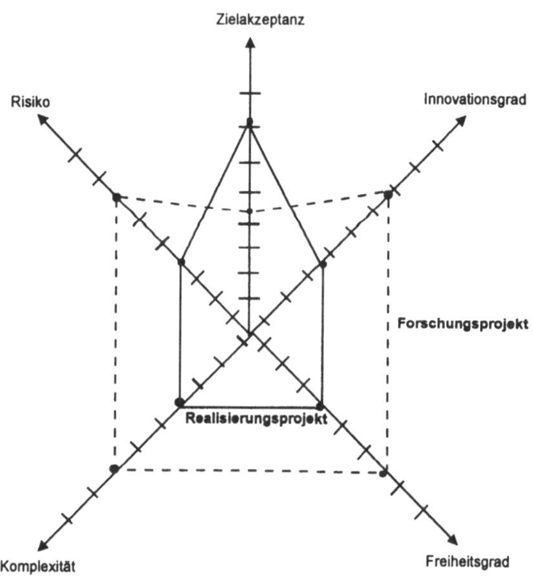

Forschungsprojekt. Forschungsprojekte können unterschiedliche Ziele adressieren:

- Grundlagenforschung (die primär auf die Klärung naturwissenschaftlicher Tatsachen und Zusammenhänge ausgerichtete reine Forschung),
- Angewandte Forschung (die zwar auf Anwendungen, jedoch nicht auf bestimmte technische Lösungen ausgerichtete Forschung),

- Realisierbarkeits-Studie (angewandte Forschung und Entwicklung zum Nachweis der Realisierbarkeit technischer Lösungen),
- Vorentwicklung (Entwicklungsarbeiten, aufgrund derer über die Eignung eines Konzepts im Vergleich zu Alternativen entschieden werden kann),
- Prototypenentwicklung (Herstellung von Pilotsystemen, die eine Entscheidung über die Multiplikation ermöglichen),
- Produktentwicklung (Entwicklung eines Systems zur Serienreife, laufende Verbesserungen eines Systems bzw. Verlängerung seiner Lebensdauer).

Forschungsprojekte wurden in einer direkt vergleichbaren Form noch nicht durchgeführt und weisen die Merkmale eines unstrukturierten Problems auf, d. h. sie sind von vornherein nicht überschau- und erfaßbar. Es ist mit dem Auftreten von Schwierigkeiten zu rechnen, die durch Improvisation nur schwer überwunden werden können. Die Ziele eines Forschungsprojektes lassen sich a priori nur global umschreiben. Oft können sie erst im Verlauf des Problemlösungsprozesses operational definiert werden (Zielfindungsprozeß). Die erforderlichen Ressourcen sind zu Beginn der Projektabwicklung ebensowenig exakt anzugeben wie das Vorgehenskonzept. Die zu erbringenden Leistungen haben weitgehend kreativen Charakter. Forschungsprojekte sind in der Regel komplex, umfangreich und innovativ. Ihr Risiko kann als mittelmäßig bis groß beschrieben werden.

Aufgrund der besonderen Systemökologie (siehe Kapitel 1, Abb. 2-1) in der sich Projekte in der Medizinischen Informatik vollziehen gilt:

Theorem 41:

Projekte in der Medizinischen Informatik sind teilweise als reine Forschungsprojekte, teilweise auch als Mischtypen von Forschungs- und Realisierungsprojekten zu qualifizieren.

5.2 Information Systems Engineering

Die informationstechnische Modellierung biologischer und betrieblicher Informationssysteme bzw. die Neu- oder Umgestaltung konkreter Anwendungssysteme zur Lösung definierter Probleme der Informationsverarbeitung in der Medizin und im Gesundheitswesen reflektiert einen Problemlösungs- bzw. Produktentwicklungsprozeß. Dieser repräsentiert, wissenschaftstheoretisch betrachtet, die in Theorem 6 postulierte Erklärungs- und Gestaltungsaufgabe der Medizinischen Informatik, auf die nachfolgend eingegangen wird. Wir halten fest:

Theorem 42:

Die Bearbeitung der Erklärungs- und Gestaltungsaufgabe der Medizinischen Informatik beschreibt einen Problemlösungsprozeß, dessen inhaltliche Aspekte durch die Aktivitäten des Information Systems Engineering definiert werden.

Information Systems Engineering bezeichnet in der Medizinischen Informatik eine auf bestimmten Denkmodellen und Grundprinzipien beruhende Vorgehensstrategie zur zielgerichteten und zweckmäßigen Neu- oder Umgestaltung (Modellierung) computergestützter biologischer und betrieblicher Informationssysteme (Anwendungssysteme). Von grundlegender Bedeutung ist dabei die Vorstellung, daß die das Anwendungsproblem darbietende Gesamtheit, also das zu gestaltende Objektsystem und seine relevante Umwelt, als ein System - bestehend aus Elementen und Beziehungen - interpretiert und modelliert werden kann (vgl. dazu auch [T. Timmers et al., 1992]). Information Systems Engineering geht demzufolge aus von einem ontologisch - systemischen Ansatz [T. Winograd et al., 1986], d. h.

- von den Prinzipien des "Systemdenkens" (z. B. [R. L. Ackoff, 1971; C. W. Churchman, 1981; F. W. Daenzer et al., 1997; G. Probst et al., 1989]),
- von modellhaften Ansätzen, um Strukturen und Funktionen realer Informationssysteme zu entwerfen und zu veranschaulichen, ohne sie unzulässig vereinfachen zu müssen [F. Grémy, 1987; K. Haefner, 1992; P. L. Reichertz, G. Goos, 1977c] und
- von einer an den einzelnen Lebensphasen eines Informationssystems ausgerichteten projektorientierten Strukturierung des Problemlösungs- bzw. Gestaltungsprozesses [W. End et al., 1990; L. J. Heinrich et al., 1987 und 1988; H.-J. Seelos, 1982].

Dabei ist es insbesondere zweckmäßig [F. W. Daenzer et al., 1997],

- stets vom Groben zum Detail vorzugehen (top down - Ansatz) und
- das Prinzip der Variantenbildung zu beachten, also sich grundsätzlich nicht mit einer einzigen Problemlösung zufrie-

den zu geben, sondern stets nach geeigneten Alternativen zu fragen.

5.2.1 Life cycle-Paradigma

Bezeichnet ein Anwendungssystem ein computergestütztes Informationssystem, das in einem konkreten Anwendungszusammenhang eingesetzt wird, dann sequentialisiert das "Life cycle - Paradigma" die einzelnen Lebensphasen des Anwendungssystems von seiner Entstehung ("Geburt") bis zu seiner Außerdienstsetzung/Vernichtung ("Tod"), die sich unter der Voraussetzung neuer Problemstellungen bzw. der Um- oder Neugestaltung des Anwendungssystems zyklisch wiederholen. Wir formulieren als Life cycle-Paradigma:

Theorem 43:

Anwendungssysteme durchlaufen als künstliche, vom Menschen geschaffene computergestützte Informationssysteme zeitlich voneinander abgrenzbare Lebensphasen:

- Systemsbedarfsanalyse,
- Systemplanung,
- Systemrealisierung,
- Systemeinführung,
- Systemnutzung und
- Systemstillegung.

Die in Abbildung 5.2.1-1 zitierten Lebensphasen eines Anwendungssystems definieren sich damit im einzelnen wie folgt [H.-J. Seelos, 1997a]:

Systembedarfsanalyse. Auslöser für die Gestaltung eines Anwendungssystems ist eine konkrete Bedarfssituation bzw. ein im Untersuchungsbereich identifiziertes Problem der Informationsverarbeitung (Problemidentifikation). Untersuchungsbereich ist der Ausschnitt der realen Welt (Erfahrungsobjekt), der mit dem Ziel analysiert wird, ein Anwendungssystem zu erstellen.

Systemplanung. Ausgehend von einer Abgrenzung und Analyse des Gegenstandsbereichs (derjenige Teil des Untersuchungsbereichs, der Gegenstand der Modellierung und Realisierung des Anwendungssystems ist), werden für die Systemplanung die Anforderungen an das Anwendungssystem, d. h. seine qualitativen und quantitativen Eigenschaften, ermittelt und beschrieben

(Requirements Definition). Das Ergebnis, ein Modell des Anwendungssystems, dessen Architektur sich als Daten-, Funktions- und Organisationsmodell definiert [A.-W. Scheer, 1991], dokumentiert Ist-Zustand und Soll-Vorstellungen.

Neuere, auf eine objektorientierte Anwendungsmodellierung [P. Coad, 1991] zielende Überlegungen gehen dahin, Anwendungsmodelle nicht nach unterschiedlichen Sichten (d. h. in ein Daten-, Funktions- und Organisationsmodell) zu untergliedern, sondern vorrangig nach fachlich-inhaltlichen, aus der Anwendung begründeten Gesichtspunkten. Das bedeutet, daß das Daten- und Funktionsmodell (und soweit möglich auch das Organisationsmodell) für alle Teile des Gegenstandsbereiches (d. h. für jeden Objekttyp) gemeinsam erstellt und beschrieben wird. Die strikte Trennung in ein Daten-. Funktions- und Organisationsmodell wird damit aufgehoben [W. Hesse et al., 1994].

Systemrealisierung. Aus dem Anwendungsmodell werden Teile zum Entwurf des Software-Systems konkretisiert (Systemspezifikation), softwaretechnisch, d. h. als ablauffähiges Programm, realisiert, technisch implementiert und das Anwendungssystem getestet. Zur Phase "Systemrealisierung" zählen somit alle Aktivitäten, die üblicherweise unter dem Begriff "Softwareproduktion" subsumiert werden, also Programmspezifikation, Codierung, Test, Integration, Softwaredokumentation.

Exkurs: Systemauswahl. Bei der Auswahl kommerziell verfügbarer Anwendungssysteme (alternativ zur Neugestaltung) konkretisieren sich die Aktivitäten der Phasen „Systemplanung“ und „Systemrealisierung“ des Life cycle-Paradigmas wie folgt:

- Systemplanung: Ermittlung und Dokumentation der notwendigen und gewünschten qualitativen und quantitativen Eigenschaften des Anwendungssystems aus der Sicht des Anwenders/Benutzers (Pflichtenheft); Bewertung eventuell bereits vorhandener Systeme auf Integrationsfähigkeit bezüglich des technologischen Zielszenarios, Definition einer Migrationsstrategie.
- Systemrealisierung: Durchführung einer Marktanalyse, Ausschreibung zur Beschaffung des Anwendungssystems, Bewertung der eingegangenen Offerten, Auswahlentscheidung, gegebenenfalls Validierung der getroffenen Auswahlentscheidung im Rahmen einer Testinstallation, Abschluß entsprechender vertraglicher Vereinbarungen zur Beschaffung, Implementierung, Nutzung und Wartung des Anwendungs-

systems; Beschaffung, Implementierung, Customizing, Systemintegration, Altdatenübernahme und Benutzerschulung.

Abb. 5.2.1-1:
Lebenszyklus von Anwendungssystemen.

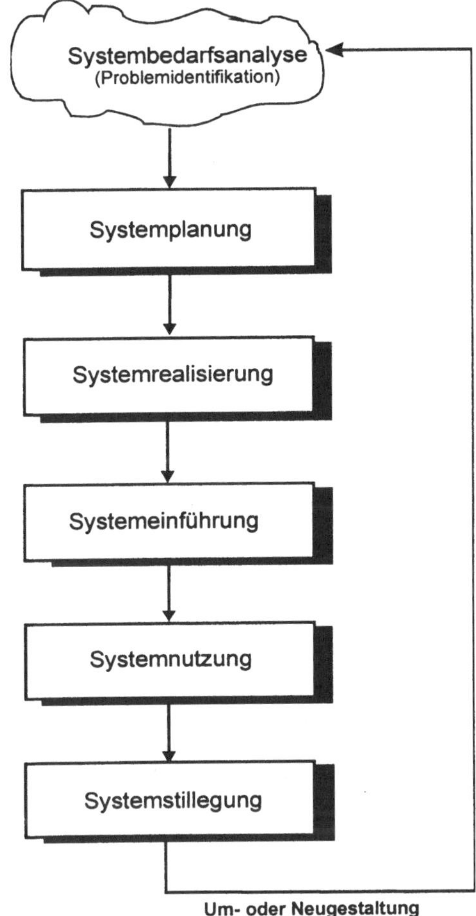

Systemeinführung. Diese Phase umfaßt die produktive Implementierung des informationstechnisch realisierten Anwendungsmodells in einem biologischen oder betrieblichen Zielsystem, insbesondere die Einweisung der Benutzer in die Handhabung des Anwendungssystems sowie die Validierung des entwickelten Informationssystems.

Exkurs: Systembewertung. Ein Anwendungssystem ist nicht

Selbstzweck, sondern wird Teil einer gemeinsamen Ökologie mit dem jeweiligen Zielsystem, für das es einen Nutzen zu erbringen bzw. dessen Systemfunktionen es zu unterstützen hat. In diesem Sinne stellen sich, wie in Abbildung 5.2.1-2 angedeutet, Anwendungssysteme als (künstliche) "Implantate" in biologischen und betrieblichen Systemen dar, die von ihren jeweiligen Zielsystemen mehr oder weniger angenommen oder abgestoßen werden können. Die Gestaltungsaufgabe der Medizinischen Informatik darf daher nicht als Formalisierung von Benutzerwünschen begriffen werden, sondern als die mitverantwortliche Architekturgestaltung künstlicher Systeme. Der Medizininformatiker muß mitschöpferischer Architekt der informationstechnisch modellierten Informationssysteme sein; im Bild: Architekt nicht Handwerker (Programmierer)! Besondere Bedeutung kommt deshalb auch Untersuchungen zu, welche die Bedingungen und potentiellen Auswirkungen der Einführung und Anwendung von (Informations- und Kommunikations-)Technologien systematisch analysieren, beurteilen (Technologiebewertung) und gegebenenfalls Möglichkeiten zu einer verbesserten Anwendung aufzeigen (Technologiegestaltung).

Die Bewertung und Gestaltung von Anwendungssystemen (Technological Assessment, Abk. TA) hat sich stets an den Kategorien Effektivität und Effizienz zu orientieren.
Effektivität bezeichnet allgemein die Wirksamkeit einer Maßnahme im Hinblick auf eine definierte Zielgröße. Als Zielgröße für die Beurteilung der Effektivität von Anwendungssystemen werden die konkreten Entwicklungsziele bzw. die anhand entsprechender Effektivitätskriterien operationalisierte Veränderung/Verbesserung der Struktur-, Prozeß- und Ergebnisqualität herangezogen [H.-J. Seelos, 1985b]. Zu prüfen ist ferner die Einhaltung normativer Vorgaben zur Technikgestaltung, sowie die Rechts- und Sozialverträglichkeit eines (betrieblichen) Anwendungssystems. Effizienz qualifiziert allgemein die ökonomische Dimension einer Maßnahme; d. h. ein Anwendungssystem ist effizient, wenn eine vorgegebene Wirksamkeit (Effektivität) mit minimalem Ressourceneinsatz oder, alternativ, seine Wirksamkeit mit vorgegebenem Ressourceneinsatz maximiert wird. Die bekanntesten Instrumente zur Effizienzbestimmung sind die Kosten-Wirksamkeits-Analyse (Cost-Effectiveness Analysis) und die Kosten-Nutzen-Analyse (Cost Benefit Analysis). Relevant für die Bewertung und Auswahl von Anwendungssystemen (z. B. branchenorientierte Standardsoftware) sind ferner ihre in einem Pflichtenheft dokumentierten qualitativen und quantitativen Ei-

genschaften aus der Sicht des Benutzers (Benutzerziele), wobei diese in ihrer Gesamtheit, weil subjektiv determiniert, nicht zwangsläufig zu einer optimalen Effektivität führen müssen.

Systemnutzung. Über die gesamte Phase seiner Nutzanwendung bedarf das produktiv implementierte Anwendungssystem der Betreuung, Wartung und gegebenenfalls der Optimierung oder der Anpassung an veränderte Planungs- bzw. Einsatzbedingungen.

Systemstillegung. Diese Phase umfaßt die vorzeitige oder planmäßige, zeitweise oder dauerhafte Außerdienststetzung des Anwendungssystems, z. B. aufgrund von Wartungsarbeiten oder der Ablösung durch ein um- oder neugestaltetes Anwendungssystem.

Abb. 5.2.1-2: Technologiebewertung und Technologiegestaltung bei Anwendungssystemen.

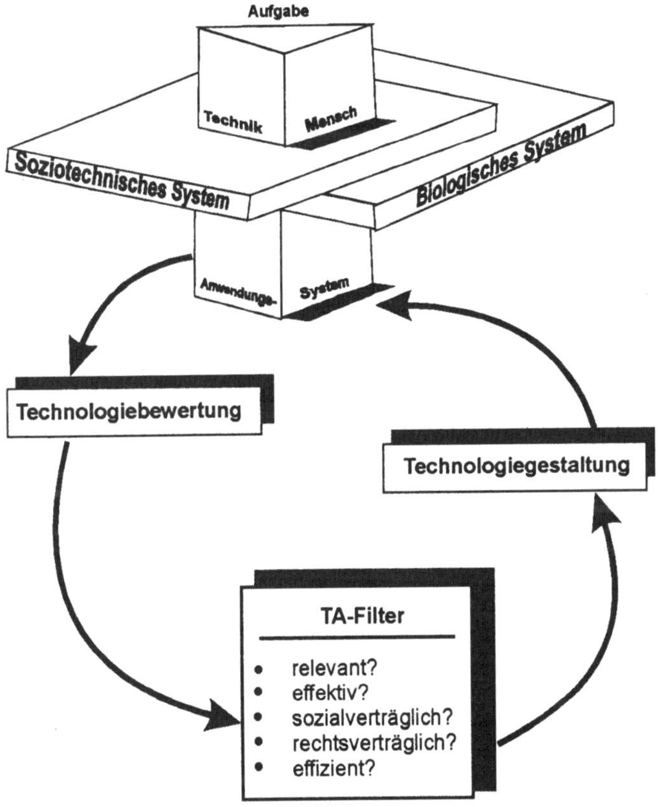

5.2.2 Phasenkonzept

Der gesamte, als „Projekt“ interpretierte und organisierte Problemlösungsprozeß umfaßt eine Menge inhaltlicher und organisatorischer Aktivitäten, die jeweils definierte Ergebnisse zur Folge haben. Jede Aktivität benötigt eine bestimmte Menge von Informationen, die wiederum als Ergebnisse anderer Aktivitäten zu liefern sind und somit eine logische Abhängigkeit der Aktivitäten untereinander begründen. So entsteht aus Aktivitäten und Ergebnissen ein Netz, das aufgrund seiner Komplexität nur sehr schwer für die Planung und Steuerung des Problemlösungsprozesses verwendet werden kann. Durch Strukturierung der Aktivitäten nach inhaltlichen oder ergebnisorientierten Aspekten wird eine bessere Handhabbarkeit erreicht. Derartige Konzepte finden sich in sogenannten Vorgehensmodellen oder Phasenkonzepten, welche den Prozeß des Information Systems Engineering methodisch unterstützen und damit eine transparente und wirtschaftliche Problemlösung sicherstellen sollen (dazu z. B. [H. Balzert, 1982; E. Denert, 1991; W. End et al., 1990; M. Vetter, 1988]). Dabei dienen definierte Zeitintervalle (Phasen), die in kontrollierter Weise aufeinanderfolgen, dazu, den gesamten Problemlösungsprozeß mit vereinbarten Zwischenergebnissen und präzisen Prüfpunkten (Meilensteinen) in planbare, überschaubare und kontrollierbare Einheiten zu zerlegen. Dies ist sowohl für die Planenden und Durchführenden als auch für die Entscheidungsinstanz von Vorteil, da ein stufenweiser Planungs-, Entscheidungs- und Realisierungsprozeß mit vordefinierten Meilensteinen die Komplexität des Problemlösungsprozesses reduziert, die notwendigen Entscheidungsprozesse systematisiert und damit die Sicherheit seiner Abwicklung erhöht.

Die Idee, den Problemlösungsprozeß in einzelne Phasen zu untergliedern, die zeitlich und logisch voneinander getrennt werden können, stellt damit eine Konkretisierung und Erweiterung der in Abschnitt 5.2 zitierten Vorgehensprinzipien "Vom Groben zum Detail" und "Variantenbildung" dar. Dabei ist einerseits zwischen den Lebensphasen eines Anwendungssystems, andererseits zwischen den methodischen Vorgehensschritten (Projekt-Phasen) zu unterscheiden, die seiner Gestaltung dienen. Die in Abbildung 5.2.2-1 dargestellte Zuordnung versucht, dies zu veranschaulichen.
Ein Phasenkonzept oder Vorgehensmodell definiert damit mehr oder weniger exakt, welche Aktivitäten des Problemlösungsprozesses in welcher Phase nach dem Systemlebenszyklus oder in

welcher Reihenfolge durchzuführen, welche Methoden und Verfahren dabei anzuwenden und welche Ergebnisse/Dokumente zu erzeugen sind. In der Literatur (z. B. [H. Balzert, 1991; W. End et al., 1990; L. J. Heinrich und P. Burgholzer 1987, 1988]) werden mannigfaltige Vorschläge zur Phasengliederung vorgeschlagen. Allerdings sind je nach Art, Umfang und Komplexität des zu lösenden Problems Unterschiede festzustellen in bezug auf die Anzahl und Abgrenzung der einzelnen Phasen, deren Aktivitäten und Detaillierungsgrad. Gleichwohl bleibt die Grundidee der Strukturierung des Problemlösungsprozesses in zeitlich voneinander abgegrenzte Phasen erhalten. Wir fassen zusammen:

Theorem 44:

> Bezeichnet ein Anwendungssystem ein computergestütztes Informationssystem, das in einem konkreten Anwendungszusammenhang eingesetzt wird, dann gliedert das Phasenkonzept den organisierten (projektorientierten) Problemlösungsprozeß zeitlich nach den Lebensphasen des Anwendungssystems oder logisch nach den methodischen Vorgehensschritten, die zu seiner Modellierung erforderlich sind.

Für die projektorientierte Organisation von Problemlösungsprozessen in der Medizinischen Informatik hat sich das in Abbildung 5.2.2-1 angegebene Phasenkonzept bewährt [H.-J. Seelos, 1982]. Dabei sind jeder Phase zusätzlich diejenigen Aktivitäten, welche zur Planung, Steuerung und Kontrolle der auf die Erarbeitung der Problemlösung ausgerichteten Aktivitäten notwendig sind, vor-, parallel und nachgeschaltet. Es repräsentiert das Symbol

ⓐ "Phase planen", d. h. Strukturieren der Aktivitäten, Aufstellen der Termin- und Ressourcenpläne, Abstimmung der Budgets, Bereitstellen der für die nachfolgende Phase benötigten Ressourcen;

ⓑ "Phase überwachen", d. h. der Ergebnis-, Ressourcen-, Terminziele;

ⓒ "Information und Entscheidung", d. h. Vorbereiten der Information und Entscheidung, Information der projektbezogenen Abstimm- und Entscheidungsinstanzen, Entscheidung über die weitere Abwicklung des Problemlösungsprozesses (nächste Phase, Phase wiederholen oder Abbruch des Problemlösungsprozesses).

Die einzelnen Phasen des in Abbildung 5.2.2-1 angegebenen Phasenkonzepts sind dann wie folgt zu interpretieren [H.-J. Seelos, 1982]:

Initialisierungsphase. Ein organisierter Problemlösungsprozeß sollte nicht auf Zuruf, sondern nur mit Genehmigung einer hier nicht näher spezifizierten Entscheidungsinstanz starten. Wichtig ist dabei, daß in dieser Phase nicht bereits über die Realisierung einer Lösung entschieden werden muß, sondern lediglich Lösungsalternativen diskutiert werden. Die Initialisierungsphase ist ein "Klärungsprozeß", dem eine grundsätzliche Entscheidung über die Fortführung oder den Abbruch des organisierten Problemlösungsprozesses (Symbol „?" in Abb. 5.2.2-1) folgen soll. Dazu bedarf es zunächst der Problemidentifikation, der Durchführung einer Vorstudie (Feasibility Study) und der Ausarbeitung eines Projektantrages (siehe Abbildung 5.2.2-2).

Abb. 5.2.2-1: Phasenkonzept zur projektorientierten Organisation von Problemlösungsprozessen in der Medizinischen Informatik (mod. nach [F.W. Daenzer et al., 1997]). ? = Phase wiederholen oder Abbruch des Problemlösungsprozesses.

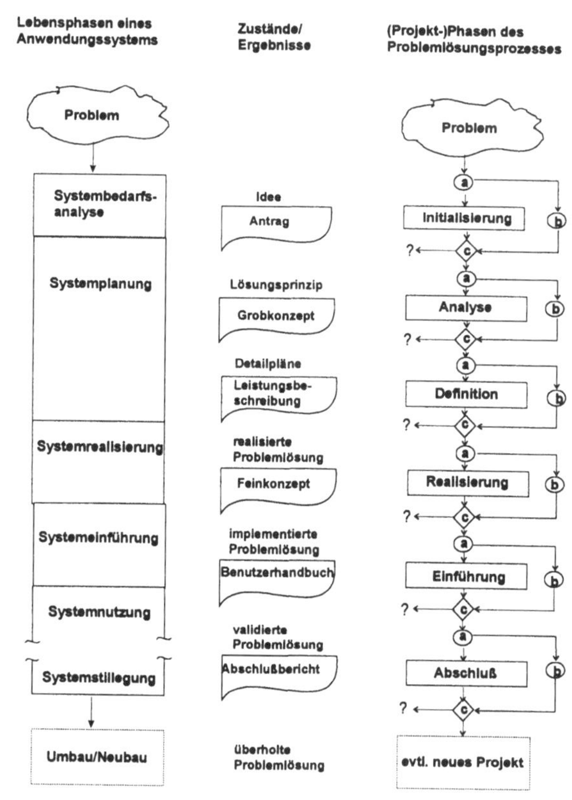

Wird von der zuständigen Entscheidungsinstanz über den Projektantrag positiv entschieden, so sind die für die weitere Abwicklung des Problemlösungsprozesses erforderlichen Voraussetzungen zu schaffen. Sie umfassen z. B. die Vereinbarung eines Projektauftrages und die endgültige, alle Beteiligten verpflichtende Klarstellung des Projektziels und Durchführungskonzeptes hinsichtlich Umfang, Zeitplan und zu bewilligender personeller und sächlicher Ressourcen, die Planung der Aufbau- und Ablauforganisation des Projektes, die Institutionalisierung der Projektinstanzen, insbesondere die Bildung einer Projektgruppe und die Durchführung eines "Kick off-Meetings" (Projektziele, Zuordnung von Verantwortlichkeiten, Führungsstil, Dokumentationsrichtlinien, Informationspolitik und andere allgemeine "Spielregeln" werden zwischen Projektleiter und Team besprochen).

Abb. 5.2.2-2: Checkliste zur Beschreibung eines Projektantrages [H.-J. Seelos, 1982].

1	Allgemeine Angaben
1.1	Antragsteller
1.2	Projektausführende Stelle (Anschrift, Rechtsform, Satzung, Organigramm, Ansprechpartner)
1.3	Leitung des Projektes
2	Fachliche Beschreibung des Projektes
2.1	Arbeitstitel
2.2	Zielsetzung
2.3	Nutzenerwartungen (materiell, immateriell)
2.4	Stand der Technik auf dem Arbeitsgebiet (vorhandene Lösungen, Kontaktprojekte)
2.5	Vergleichbare Problemlösungen und bereits vorhandene Vorarbeiten
2.6	Voraussichtliche Auswirkungen auf das Objektsystem (Strukturen, Prozesse, Umwelt)
2.7	Förderungswürdigkeit und Förderungsnotwendigkeit
3	Abwicklung des Problemlösungsprozesses
3.1	Phasenplan, Meilensteinplan, Netzplan
3.2	Auflagen für die Projektabwicklung (z. B. Datenschutz, Ethikkommission, Integration existierender Verfahren)
3.3	Projektstruktur
3.4	Regelung der Berichtslegung
3.5	Eigenleistung (bei Förderung des Projektes)
3.6	Budgetverwaltung
4	Aufwand
4.1	Personalaufwand
4.2	Sächlicher Aufwand
4.3	Investitionen
5	Abschätzung von Risiken der Problemlösung
5.1	Technisches Realisationsrisiko
5.2	Verwertbarkeitsrisiko
5.3	Zeitrisiko
5.4	Aufwandsrisiko
6	Ergebnis der Vorstudie

Analysephase. Inhalt der Analysephase ist die Konkretisierung der im Projektauftrag formulierten Ziele, die Abgrenzung und Systemanalyse des Gegenstandsbereichs, die Ableitung aller Anforderungen an die Problemlösung und die Erarbeitung einer groben Sollkonzeption (Meilensteinbericht "Grobkonzept"). Das Grobkonzept stellt einen Rahmenplan für die nächsten Phasen dar und ermöglicht damit Investitionsentscheidungen sowie die Definition und Priorisierung von Teilprojekten. Im Unterschied zur Initialisierungsphase wird nunmehr das Betrachtungsfeld auf den definierten Gegenstandsbereich eingeengt. Der übrige Untersuchungsbereich ist insoweit von Bedeutung, als er Auswirkungen auf die weitere Ausgestaltung der Konzeptentwürfe hat bzw. durch diese in positiver oder negativer Hinsicht beeinflußt wird (Beachtung von Schnittstellen).
Im Anschluß an die Analysephase erfolgt eine Beurteilung des Grobkonzeptes durch die Entscheidungsinstanz, die über den Abbruch des organisierten Problemlösungsprozesses, den Rückverweis in die Analysephase oder die Fortsetzung des Problemlösungsprozesses befindet.

Definitionsphase. Die Definitionsphase umfaßt im wesentlichen die schrittweise Erarbeitung des Detaildesigns der Problemlösung (Systemarchitektur) auf der Basis des von der Entscheidungsinstanz verabschiedeten Grobkonzeptes, was in der Fachliteratur als "Requirements Definition" bezeichnet wird. Dazu werden einzelne Teilsysteme bzw. Systemaspekte aus dem im Grobkonzept beschriebenen Gesamtkonzept zur zeitweilig isolierten Behandlung herausgegriffen und anschließend mit den übrigen Teillösungen integriert. Zweck der Definitionsphase ist es, die einzelnen Teillösungen so weit zu konkretisieren, daß sie anschließend möglichst reibungslos realisiert werden können.
Nach Abschluß der Definitionsphase wird von der Entscheidungsinstanz der Entschluß für die Realisierung der im Meilensteinbericht "Leistungsbeschreibung" konkretisierten Problemlösung gefaßt, das ausgearbeitete Lösungskonzept zur Überarbeitung zurückgewiesen, oder aufgrund von hier nicht näher beschreibbaren Schwierigkeiten auf die Realisierung verzichtet und der Problemlösungsprozeß abgebrochen. Gegebenenfalls sind auch einzelne Teile der Problemlösung erneut dem Definitionsprozeß zu unterziehen, weil etwa die erzielten Ergebnisse den gestellten Anforderungen nicht genügen oder von falschen bzw. eingeschränkten systemanalytischen Voraussetzungen ausgegangen wurde. Insofern besteht zwischen den beiden Phasen "Analyse" und "Definition" eine Rückkopplung.

Realisierungsphase. In dieser Phase wird die zuvor detailliert geplante Problemlösung realisiert, vor Einführung getestet und der Abschlußzustand finalisiert. Behandelte Objekte sind dabei Teil- oder Gesamtlösungen, die einführungsreif gemacht werden sollen. Das Festlegen von Abnahme- und Prüfverfahren kann dabei von besonderem Interesse sein. Bisweilen ist es sogar sinnvoll, für die Durchführung von Systemtests eine eigene Projektphase vorzusehen.
Auch in dieser Phase werden die Fortschritte des organisierten Problemlösungsprozesses durch die zuständigen Instanzen (siehe Absatz 5.3.1) überwacht und gesteuert.

Einführungsphase. Die Implementierung der Problemlösung mit dem Ziel ihrer praktischen Nutzanwendung definiert die Einführungsphase. Nur relativ kleine und einfache Problemlösungen können - nach entsprechender Vorbereitung - ohne großes Risiko als Ganzes eingeführt werden. Bei großen und komplexeren Anwendungssystemen ist wegen der Vielzahl von nicht kalkulierbaren Nebenerscheinungen eine ganzheitliche Einführung nicht sinnvoll, sondern sollte daher stufenweise vor sich gehen. Man geht in derartigen Situationen zwar von einem Gesamtkonzept aus, macht aber die detaillierte Einführung weiterer Stufen von den ersten Einführungserfahrungen abhängig. Von besonderer Bedeutung ist dabei eine ausreichende Schulung der Anwender, Betreiber bzw. Benutzer im Sinne eines Know how-Transfers, sodaß das Entwicklungs- und Realisierungsteam möglichst rasch überflüssig wird. Mit der Prüfung der Erfüllung von Zielen, Spezifikationen bzw. Gewährleistungen sind die Voraussetzungen zur Übernahme der Problemlösung durch den Auftraggeber erfüllt (siehe dazu auch "Exkurs: Systembewertung" in Absatz 5.2.1).
Auch nach dieser Phase tritt die Entscheidungsinstanz in Funktion und steuert den Problemlösungsprozeß indem die Problemlösung zur Benutzung freigegeben, bestimmte Aktivitäten der Einführungsphase wiederholt werden oder Modifikationen der Problemlösung notwendig sind. Die Entscheidungssituationen über die Fortführung des Problemlösungsprozesses zum Abschluß der Phasen "Realisierung" und "Einführung" (Symbol „?“ in Abb. 5.2.2-1) verdeutlichen, daß unter Umständen eine realisierte oder bereits eingeführte Problemlösung nicht in die praktische Nutzanwendung gelangt; beispielsweise weil die Problemlösung aufgrund neuer Erkenntnisse, besserer Verfahren oder Umweltveränderungen überholt erscheint.

Abschlußphase. Der organisierte Problemlösungsprozeß endet mit der ordnungsgemäßen Übernahme der Problemlösung und des Abschlußberichtes durch den Auftraggeber. Je nach Umfang und Bedeutung des Problemlösungsprozesses kann der Abschlußbericht mehr oder weniger ausführlich sein. Er faßt nochmals alle für die Abwicklung des organisierten Problemlösungsprozesses wesentlichen Fakten und erzielten Ergebnisse zusammen. Ergänzend dazu wird in einer Abschlußrechnung Rechenschaft über die verbrauchten Ressourcen abgelegt. Die Gliederung des Abschlußberichtes könnte somit etwa entsprechend dem Vorschlag in Abbildung 5.2.2-3 aufgebaut sein.

Die Phase endet mit einer Reihe von Abschlußarbeiten wie die Übergabe der Dokumentation an den Auftraggeber und die Auflösung der Projektstruktur.

Sofern sich im Laufe der Nutzung der Problemlösung herausstellt, daß eine Umgestaltung größeren Ausmaßes oder sogar eine Neugestaltung der Lösung erforderlich ist, erfolgt der Anstoß zu einer neuen Vorstudie, und der gesamte Problemlösungsprozeß beginnt von neuem. Dies kann eintreten, wenn die weitere Nutzung nicht mehr erlaubt, gerechtfertigt oder (wirtschaftlich) sinnvoll ist.

Abb. 5.2.2-3: Inhaltsverzeichnis eines Abschlußberichtes [H.-J. Seelos, 1982].

1	Ausgangslage
2	Allgemeiner Wissensstand auf dem Arbeitsgebiet
3	Projekt
3.1	Titel
3.2	Ziele
3.3	Voraussetzungen unter denen das Projekt durchgeführt wurde (finanziell, personell, institutionell, methodisch)
3.4	Abwicklung (phasenbezogene Zeit- und Aktivitätenpläne)
4	Problemlösung
4.1	Arbeitsergebnisse bzw. realisiertes Anwendungssystem
4.2	Bewertung und Erfahrungsbericht
5	Projekttagebuch (chronologische, tabellarische Auflistung der für das Verständnis des Projektablaufes wichtigen Meilensteine und Ergebnisse)
6	Verzeichnis der im Projektzeitraum erschienenen Veröffentlichungen und Meilensteinberichte
7	Zusammenfassung

5.2.3 Anwendungsaspekte

Vorgehensmodelle zur Gestaltung von Anwendungssystemen orientieren sich, wie bereits im vorhergehenden Absatz näher ausgeführt, an den Phasen des Life cycle - Paradigmas, die sich in ähnlicher Form (aber mit unterschiedlichen Bezeichnungen) bei den einzelnen Schemata wiederfinden. Dabei stehen dem konventionellen Phasenkonzept evolutionäre Ansätze wie z. B. Prototyping, Ideals Concept, Versionenkonzept und Simultaneous Engineering, z. T. kritisch, z. T. ergänzend gegenüber [H. Balzert, 1991; B. H. Boar, 1984; W. F. Daenzer et al., 1997].

Konventionelle Vorgehensmodelle. Wie Abbildung 5.2.3-1 zeigt gibt es beim konventionellen "Wasserfall-Modell" keine Rückkopplung zwischen den einzelnen Phasen. Dies ist in der Praxis natürlich unrealistisch. Erweiterungen des Modells lassen deshalb Rückwirkungen auf vorangegangene Phasen zu. Dennoch sollte immer versucht werden, die Auswirkungen auf vorangegangene Phasen gering zu halten oder auf die direkte Vorgängerphase zu begrenzen. Dies hat ökonomische Gründe, denn Untersuchungen haben gezeigt, daß Designfehler, die in späteren Phasen entdeckt werden, nur mit hohem Aufwand behoben werden können (siehe dazu auch Abb. 5.1.1-3).

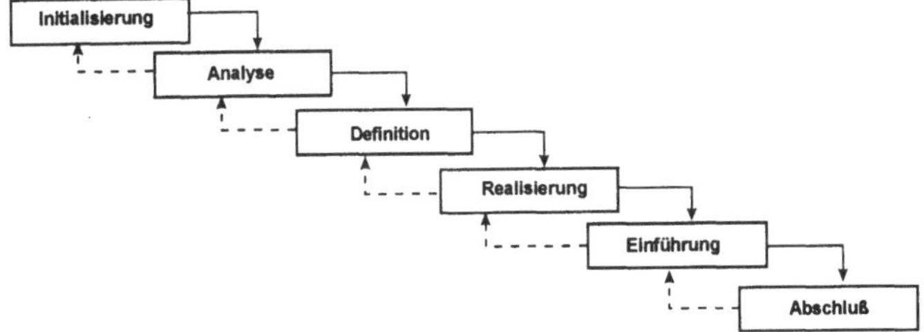

Abb. 5.2.3-1 Wasserfall-Modell: Konventionelles Vorgehensmodell des Information Systems Engineering.

Evolutionäre Vorgehensmodelle. Evolutionäre Vorgehensmodelle heben die strikte Aufteilung einzelner Entwicklungsaktivitäten in abgeschlossene Phasen auf ("Wasserfall-Modell") und setzen die Aktivitäten des Information Systems Engineering in veränderte Beziehungen zueinander.

Das Konzept des "Prototyping" zielt auf eine rasche Konkretisierung der Problemlösung bzw. deren Bewertung durch den Anwender ab. Beim "Spiralmodell" repräsentiert jede Spirale einen iterativen Zyklus durch dieselbe Menge von Phasen (siehe Abb. 5.2.3-2). Die Erstellung von Prototypen ist dabei in jedem Stadium erlaubt, um das Entwicklungsrisiko zu reduzieren.

Das "Ideals Concept" stellt nicht die derzeitige Situation, sondern eine Ideallösung in den Vordergrund und analysiert dann den Istzustand im Hinblick auf die Eignung dieser Ideallösung.

Das "Versionenkonzept" hat Ähnlichkeiten mit dem Prototypingkonzept. Die Idee der schrittweisen Verbesserung in mehreren Versionen wird dabei Bestandteil des Planungskonzeptes und äußert sich in einer bewußten Reduktion des Planungsaufwandes bzw. einer Beschränkung der Planungsanforderungen zugunsten einer raschen Realisierung.

Das Konzept des "Simultaneous Engineering" beruht ebenfalls auf der Idee der "raschen Lösung" und setzt auf eine teilsimultane Abwicklung der Projektphasen „Definition - Realisierung - Einführung" bezüglich der Gestaltung von Teilen der Gesamtlösung.

Abb. 5.2.3-2: Spiralmodell als Beispiel eines evolutionären Vorgehensmodells nach [B. Boehm, 1988], (Quelle: [H. Balzert, 1991], S. 34).

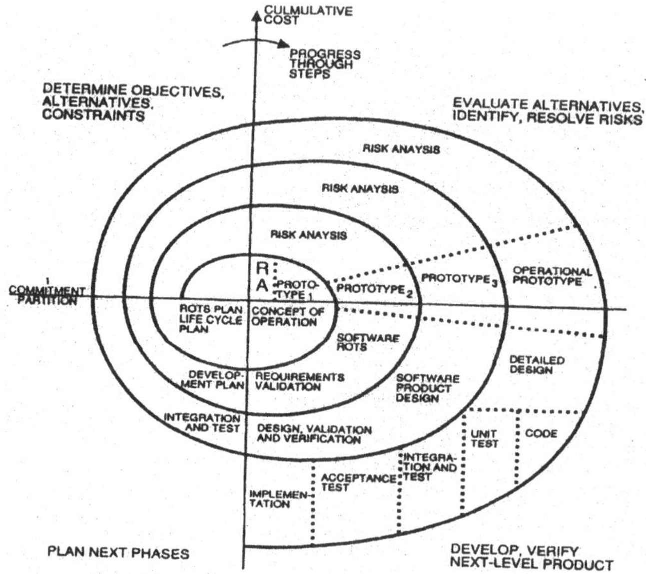

Kennzeichnend für evolutionäre Vorgehensmodelle sind insbesondere:

- Spezifikation und Realisierung werden als verbundene und sich ergänzende Tätigkeiten betrachtet, die sich je nach Bedarf abwechseln.
- Die einzelnen Modelle und Spezifikationen des Entwicklungsprozesses werden, soweit wie möglich, durch ablauffähige Systemversionen (Prototypen, Pilotsysteme, fertige Systemteile) ergänzt, um die Bewertung ihrer Angemessenheit und Korrektheit zu erleichtern (Prototyping).
- Die Kommunikation zwischen Benutzern und Entwicklern findet während des gesamten Problemlösungsprozesses statt

und ist nicht nur auf die "Analyse-" und die "Einführungsphase" beschränkt (partizipatives Systemdesign).

- Systementwicklung wird als Lern- und Verhandlungsprozess aller Beteiligten aufgefaßt und nicht als mehr oder minder formale Transformation einer gegebenen technischen Spezifikation in ein ablauffähiges Programm ("Anwendungssysteme werden von Menschen für Menschen gemacht bzw. verändert" [F. W. Daenzer et al., 1997]).
- Das Gesamtsystem wird in kleinen Schritten und überschaubaren Teilsystemen konstruiert und installiert (Evolutionary Delivery), um mit minimalem Aufwand jeweils die Übereinstimmung mit der gewünschten Entwicklungsrichtung bestimmen zu können.

Unbeschadet der Gültigkeit des in Abbildung 5.2.2-1 beschriebenen konventionellen Phasenkonzepts ergänzen in der Medizinischen Informatik evolutionäre partizipative Aspekte die projektorientierte Organisation von Problemlösungsprozessen. Wir folgern daher unter Verweis auf die Ausführungen zum Erfahrungsobjekt in Kapitel 3:

Theorem 45:

Wegen der besonderen Charakteristiken ihres Erfahrungsobjektes bedient sich die Medizinische Informatik bei der Abwicklung von Problemlösungsprozessen insbesondere evolutionärer Vorgehensmodelle.

5.3 Projektmanagement

Für den organisierten projektorientierten Problemlösungsprozeß in der Medizinischen Informatik gilt nach Abbildung 5.1-1:

Theorem 46:

Die Bearbeitung der Erklärungs- und Gestaltungsaufgabe der Medizinischen Informatik beschreibt einen Problemlösungsprozeß dessen organisatorische Aspekte durch die institutionelle, funktionelle und instrumentelle Dimension des Projektmanagements definiert werden.

In diesem Sinne ist Projektmanagement als Überbegriff für alle willensbildenden und durchsetzenden Aktivitäten zu verstehen, die - über die Problemlösung im eigentlichen Sinn hinaus - bei der Um- und Neugestaltung von Anwendungssystemen erforderlich sind. Dabei steht also nicht die Modellierung eines Anwendungssystems (die Problemlösung) selbst im Vordergrund, sondern das Vorgehen zur Erreichung der Lösung, die dazu erforderlichen Ressourcen, deren Einsatz und Koordinierung. Ganzheitliches Projektmanagement integriert die eingesetzten Systeme, Verfahren und Methoden mit den psycho-sozialen Prozessen der Projektarbeit, d. h. betrachtet gleichermaßen die Sach- wie die psychosoziale Ebene (vgl. dazu auch Abb. 5.1.1-2). Unter Verweis auf das umfangreiche Schrifttum (z. B. [J. Boy et al., 1997; W. F. Daenzer et al., 1997; W. End et al., 1990; J. Hansel et al., 1987; H. Kupper, 1991; H. J. Schröder, 1973; H.-J. Seelos, 1982; C. A. Zehnder, 1986; A. Zogg, 1974] beschränken sich die nachfolgenden Ausführungen auf die Behandlung der institutionellen und funktionalen Dimension des Projektmanagements. Darüber hinaus ist die instrumentelle Dimension von Bedeutung, die Techniken zum Information Systems Engineering und zum Projektmanagement zusammenfaßt.

5.3.1 Institutionelle Dimension

Kann die Primärorganisation der projektdurchführenden Stelle ein Projekt aufgrund seiner Komplexität und/oder seines Umfangs nicht mehr bewältigen, so ist für die Projektlaufzeit üblicherweise eine spezielle Aufbauorganisation - die Projektstruktur - bereitzustellen. Wir konkretisieren in Abb. 5.3.1-1 und formulieren:

Theorem 47:

> Instanzen einer Projektstruktur sind der Auftraggeber, das Projektteam, der Anwender bzw. Benutzer des Anwendungssystems sowie die Beratungs- und Entscheidungsinstanz.

Aufgaben, Kompetenzen und Verantwortlichkeiten der Instanzen sind in Geschäftsordnungen und Stellenbeschreibungen zu regeln.

Auftraggeber. Der Auftraggeber beauftragt die projektdurchführende Stelle mit der Abwicklung des von ihm in der Regel auch initiierten und finanzierten Projektes. Er gibt das Projekt formell in Auftrag (Formulierung eines Projektauftrags bzw. Genehmigung eines formulierten Projektantrags). Damit ist vor allem auch die Zustimmung zu den Gestaltungs- und Vorgehenszielen und die Budget-Genehmigung verbunden. Der Auftraggeber kann sich ergänzender Entscheidungsinstanzen z. B. eines Projektträgers bedienen; so z. B. bei der Abwicklung von staatlich geförderten Projekten im Rahmen eines Programmes.

Abb. 5.3.1-1: Instanzen einer Projektstruktur.

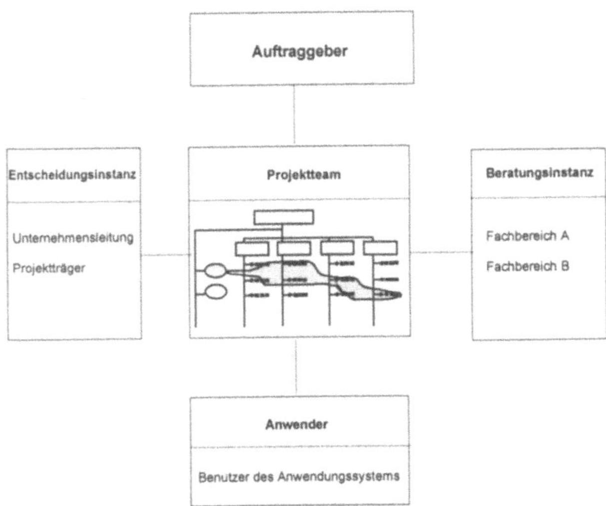

Entscheidungsinstanz. Die Entscheidungsinstanz (auch oft als Lenkungsausschuß bezeichnet) bildet die Kontrollinstanz für die projektdurchführende Stelle bzw. den Projektleiter. Sie ist zudem für alle Entscheidungen zuständig, welche die Kompetenz des Projektleiters überschreiten. Demgemäß können Entscheidungsinstanzen auch hierarchisch organisiert sein: Die in der Hierarchie höher stehende Instanz (z. B. Projektträger eines Bundesministeriums) ist die Entscheidungsinstanz für mehrere Projekte, die in der Hierarchie untergeordnete Instanz (z. B. Leiter der projektausführenden Organisation und deren Träger) ist die Entscheidungsinstanz für den Projektleiter. Im Sinne einer soliden Verankerung des Projektes nach außen und oben und auch des laufenden Projektmarketings ist es wichtig, daß der Entscheidungsinstanz ranghohe Vertreter der betroffenen bzw. beteiligten Abteilungen der Primärorganisation angehören.

Beratungsinstanz. Aufgrund ihrer ausschließlich beratenden Funktion hat eine Beratungsinstanz keinerlei Entscheidungsbefugnis. Ihre Mitglieder, vorzugsweise Experten und Führungskräfte (Opinion Leader), z. B. der von der Anwendungssystementwicklung betroffenen Fachabteilungen, sollen ihr Fachwissen und ihre Vorstellungen zu Zwischen- und Endergebnissen der Problemlösung einbringen, Anregungen und neue Konzepte mit dem Projektteam diskutieren, Planungsergebnisse auf Realisierbarkeit prüfen und Veränderungen des Planungsumfeldes mit dem Projektteam abstimmen. Gegebenfalls können für die gesamte Projektdauer, oder auch nur temporär, weitere Experten hinzugezogen werden, um Detailprobleme abzustimmen oder Schnittstellenfragen zu klären. Es empfiehlt sich Funktion und Arbeitsweise der Beratungsinstanz in einer Geschäftsordung zu regeln; so z. B. Leiter und Mitglieder der Beratungsinstanz, Aufgabenstellung, Protokoll, Tagungsmodus, Informationsfristen.

Anwender. Als Anwender werden hier diejenigen Personen verstanden, die von der Problemlösung direkt oder indirekt betroffen sind, also die Benutzer und Betreiber von Anwendungssystemen.

Projektteam. Projekte werden üblicherweise von mehreren Mitarbeitern bearbeitet: dem Projektteam. Aufgrund des multidisziplinären Problemfeldes sind an der Abwicklung von Projekten in der Medizinischen Informatik regelmäßig Mitarbeiter verschiedenster Fachrichtungen beteiligt. Die optimale Teamgröße liegt aus gruppendynamischen und kommunikationstechnischen Überlegungen zwischen sechs und zehn, höchstens jedoch bei 15 Mitarbeitern. Gegebenenfalls kann das Projektteam durch externe Mitarbeiter ergänzt werden, die temporär abgegrenzte Teilaufgaben bei der Erarbeitung der Problemlösung übernehmen.

Eine gegenüber dem Projektteam hervorgehobene Position hat der Projektleiter inne. Er hat die operative Leitung des Projektes und damit die Aufgabe, für die Erreichung der definierten Projektziele im vorgegebenen Kosten- und Terminrahmen zu sorgen. Je nach gewählter Projektorganisation sind seine Kompetenzen und damit auch seine Verantwortung unterschiedlich. Für den Projekterfolg kommt seiner sozialen Kompetenz, insbesondere seinen Führungsqualitäten eine entscheidende Bedeutung zu.

Aus der Tatsache, daß ein Projektteam eine zusätzliche Organisationseinheit zu einer bestehenden Primärorganisation darstellt, resultiert ein vielschichtiges Beziehungsfeld zwischen Projektteam einerseits und der Primärorganisation andererseits. In Abhängigkeit der formalen Aufteilung der Weisungs- und Entscheidungskompetenz des Projektleiters unterscheidet man in der Praxis drei Formen der Projektorganisation:

- reine Projektorganisation,
- Einfluß-Projektorganisation,
- Matrix-Projektorganisation.

Reine Projektorganisation. Bei der reinen Projektorganisation sind alle an der Durchführung des Projektes beteiligten Mitarbeiter bis zur Ebene der Ausführenden zu einer Organisationseinheit unter dem Projektleiter zusammengefaßt, weshalb man sie oft auch als "selbständige Institution in einer Institution" bezeichnet (siehe Abb. 5.3.1-2). Dabei darf eine starke Identifikation der Projektmitarbeiter vorausgesetzt werden. Sämtliche Ressourcen, die für die Durchführung des Projektes erforderlich sind, unterliegen der Weisungsbefugnis des Projektleiters, was eine schnelle Reaktion bei "out of line-Situationen" garantiert. Konflikte zwischen dem Projektteam und der Primärorganisation werden weitgehend vermieden oder minimiert. Die reine Projektorganisation begünstigt jedoch einen unzeitgemäßen autoritären Führungsstil und birgt die Tendenz zur "fachlichen Verarmung" indem der Projektleiter nur in dem Ausmaß an der fachlichen Weiterbildung der Projektmitarbeiter interessiert sein könnte, als sie "seinem" Projekt zugute kommt. Darüber hinaus besteht die Gefahr, daß aufgrund eindeutiger Unterstellungsverhältnisse zeitweise benötigte Mitarbeiter im Projekt zurückbehalten werden, obwohl man sie nur noch sporadisch benötigt.

Abb. 5.3.1-2: Reine Projektorganisation: Die Entscheidungskompetenz ist vollständig dem Projektleiter zugewiesen.

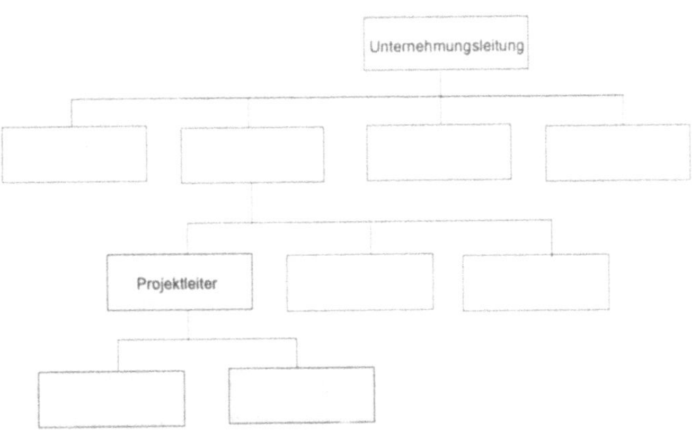

Einfluß-Projektorganisation. Während die reine Projektorganisation dem Projektleiter vollständige Weisungsbefugnis gegenüber allen Projektmitarbeitern einräumt, übt er bei der Einfluß-Projektorganisation nur eine beratende, koordinierende und entscheidungsvorbereitende Funktion aus (siehe Abb. 5.3.1-3). Da der Projektleiter über keine eigenen personellen Ressourcen verfügt, sind Stab-Linien-Konflikte vorgezeichnet. Zudem kann das Engagement der Projektmitarbeiter darunter leiden, daß Personalverantwortung und Leistungsbeurteilung bei verschiedenen Vorgesetzten liegen. Dem steht als Vorteil die Flexibilität des Personaleinsatzes gegenüber, d. h. die Mitarbeiter können gleichzeitig in verschiedenen Projekten eingesetzt werden.

Abb. 5.3.1-3: Einfluß-Projektorganisation: Die Entscheidungskompetenz verbleibt bei der Primärorganisation.

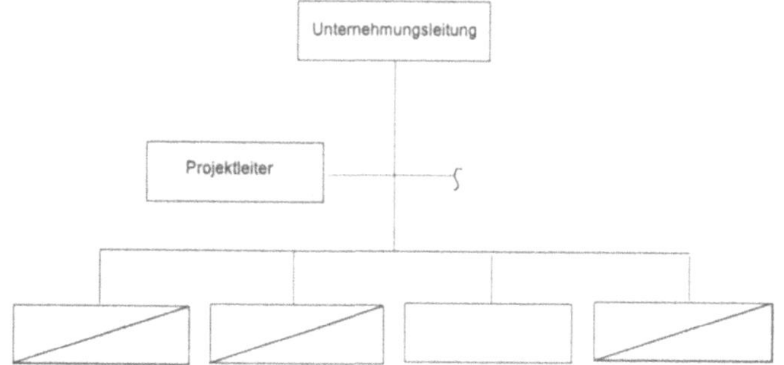

Matrix-Projektorganisation. Die Matrix-Projektorganisation ist die häufigste Erscheinungsform einer Projektorganisation. Sie ist als eine Mischform von reiner und Einfluß-Projektorganisation aufzufassen, bei der die Entscheidungsbefugnis so aufgeteilt wird, daß in bestimmten Belangen der Projektleiter entscheidet während im übrigen die Entscheidungskompetenz beim Linienvorgesetzten verbleibt oder Projektleiter und Linienvorgesetzter gemeinsam entscheiden (siehe Abb. 5.3.1-4).

Die Matrix-Projektorganisation bietet bestmögliche Kapazitätsauslastung bei minimalen organisatorischen Umstellungskosten. Sie ist aber zugleich auch die eigentlich problematische Form, die sofort Fragen nach dem Verhältnis von Verantwortung und Kompetenz des Projektleiters sowie nach dem Verhältnis seiner Aufgaben zu den anderen Organisationseinheiten der Primärorganisation stellt. So besteht etwa die Gefahr, daß ein Linienvorgesetzter unter Umgehung des Projektleiters fachliche Weisungsbefugnis auf Projektmitarbeiter ausübt. Um solche erkennbaren Reibungsverluste auszuschalten, sollte die formale Kompetenz des Projektleiters am besten durch eine schriftliche Fixierung seiner Aufgaben und Kompetenzen in einer Stellenbeschreibung dokumentiert werden.

Abb. 5.3.1-4: Matrix-Projektorganisation: Die Entscheidungskompetenz ist zwischen Primär- und Projektorganisation aufgeteilt.

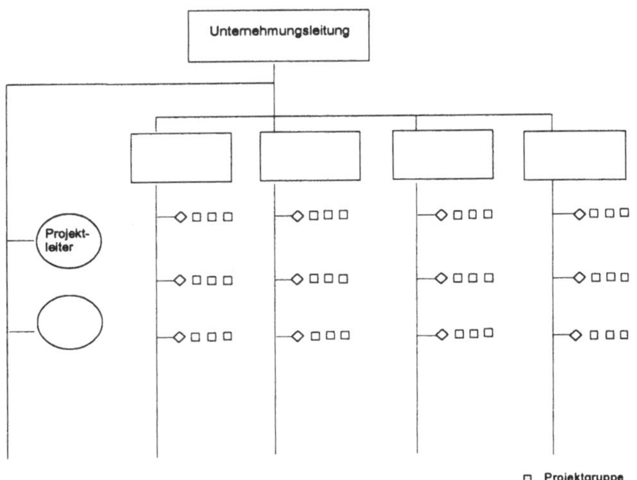

Die Frage, welche Form der Projektorganisation zweckmäßig ist, hängt im wesentlichen von der Primärorganisation (z. B. Forschungsinstitut, Medizinbetrieb, Beratungsunternehmen, Softwarehaus) und vom Umfang eines Projektes ab. Gleichwohl können wir in der Praxis feststellen:

Theorem 48:

> Projekte in der Medizinischen Informatik werden typischerweise nach der Matrix-Projektorganisation durchgeführt.

5.3.2 Funktionale Dimension

Die funktionale Dimension des Projektmanagements umfaßt alle planenden, steuernden und überwachenden Tätigkeiten, die kontinuierlich zur Führung des Problemlösungsprozesses oder zur Erreichung der gegebenen Ergebnis-, Ressourcen- und Terminziele erforderlich sind. Konkret angesprochen werden damit die allgemeinen Managementfunktionen

- Zielsetzung,
- Planung,
- Entscheidung,
- Realisierung und
- Kontrolle,

deren Zusammenwirken sich in der Form eines Regelkreismodells beschreiben läßt [K. O. Rosenkranz et al., 1975]. Der in

Abbildung 5.3.2-1 dargestellte Managementregelkreis zeigt als seine beiden charakteristischen Elemente das Regelobjekt auf der rechten und den Regler auf der linken Seite. Das Regelobjekt besteht aus der Managementaufgabe als Problem, als Plan und als Ausführung. Der Regler wird durch die Managementfunktionen Kontrolle und Entscheidung gebildet. Die Vernetzung dieser dispositiven Funktionen erfolgt informationell, d. h. mittels Information und Kommunikation.

Abb. 5.3.2-1 Management-regelkreis: Die funktionale Dimension des Projektmanagements [K. O. Rosenkranz et al., 1975].

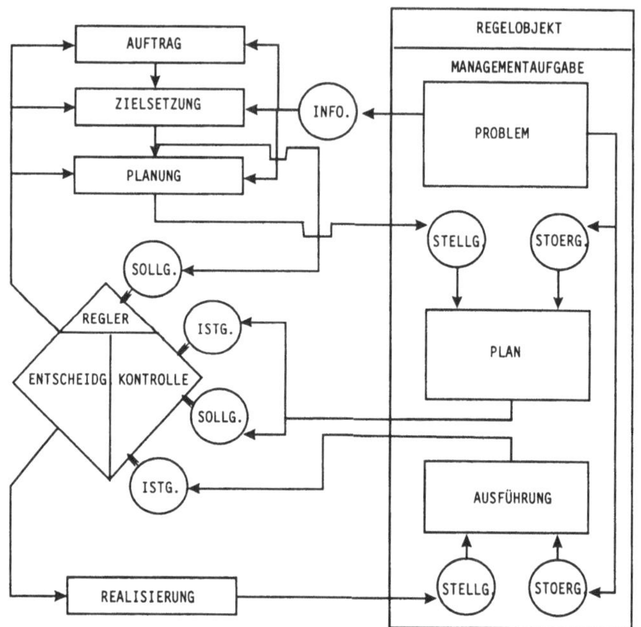

Im folgenden werden die einzelnen Funktionen des Managementregelkreises charakterisiert und als abstrakte Elemente eines idealisierten Managementprozesses dargestellt.

Zielsetzung. Zunächst existiert die Managementaufgabe als Problem. Die Information darüber führt zum Auftrag, der die Funktion "Zielsetzung" aktiviert. Sie dient der Zielsuche bzw. der Zielkonkretisierung, bestehend aus den Schritten Problemanalyse, Zielformulierung und Zielentscheidung:

- Die Problemanalyse verschafft die zur Zielsetzung erforderlichen Vorinformationen.
- Auf der Basis dieser Vorinformationen werden unter Be-

rücksichtigung aller Randbedingungen und Beschränkungen Zielvorschläge entwickelt und zusammengetragen. Diese Zielvorschläge sollen lösungsneutral sein, d. h. die Funktionen bzw. Wirkungen ("was") der Lösung und nicht die Lösung selbst ("wie") werden beschrieben.

- Die Zielvorschläge werden zur Vermeidung von Zielkonflikten horizontal und vertikal abgestimmt (Bildung einer vollständigen Zielhierarchie).
- Den Abschluß der Zielformulierung bildet die Zielentscheidung. Damit werden die möglichst präzise und verständlich nach Inhalt, zeitlichem Bezug und Priorität (Mußziele, Wunschziele) beschriebenen Ziele (Operationalisierung der Ziele) zur verbindlichen Grundlage für die weitere Planung erklärt.

Die als verbindlich und realistisch deklarierten Ziele werden von der Funktion "Planung" übernommen und über ihre Stellgröße in den Plan der Managementaufgabe umgesetzt.

Planung. Die Funktion "Planung" ist ein kreativer Prozeß (bestehend aus Lösungs-Synthese und -Analyse), dessen Zwecksetzung die Lösungssuche, d. h. die Formulierung von Maßnahmen zur Zielerreichung bzw. die Entwicklung und Projektion von Lösungsvarianten ist. In diesem Schritt sind deshalb vor allem Kreativitäts- und Planungstechniken von Bedeutung. Das Konkretisierungsniveau der einzelnen Lösungsvarianten sollte ausreichend sein, um diese einander gegenüberstellen und die geeignetsten auswählen zu können. Erst nach Erreichen konkreter Ergebnisse geht man zum nächsten Schritt über und führt eine formale Bewertung und Auswahl der Lösungsvarianten durch.

Entscheidung. Die Funktion "Entscheidung" läßt sich präzisieren durch eine formalisierte Darstellung der Entscheidungskriterien und eine Systematisierung des Entscheidungsprozesses über die beste und zweckmäßigste Lösungsvariante. Dazu existieren eine Reihe von Methoden und Techniken denen man sich bedienen kann wie z. B. Argumentenbilanz, Nutzwertanalyse, Kosten-Nutzen-Analyse, Kosten-Wirksamkeitsanalyse, Wirtschaftlichkeitsrechnung.

Realisation. Die Funktion "Realisation" bewirkt über ihre Stellgröße die Ausführung des Plans der Managementaufgabe, indem die im Entscheidungsprozeß als optimal ausgewählte Lösungsvariante um- und durchgesetzt wird. Der Istzustand der Ausführung und ihr aus dem Plan abzuleitender Sollzustand dienen als Eingabegrößen für den Regler. Als Reaktion auf die vom Problem der Managementaufgabe ausgehenden Störgrößen kann er einerseits die Funktion Realisation, andererseits aber die Funktion Zielsetzung und Planung ansprechen oder sogar den Auftrag selbst modifizieren.

Kontrolle. Der weitere Verlauf des Managementprozesses wird durch den Regler mit seinen beiden Funktionen Kontrolle und Entscheidung bestimmt. Die Funktion "Kontrolle" überwacht anhand von Kontrollstandards die Einhaltung des Plans. Während der Überwachung werden alle für eine Kontrollperiode erforderlichen Daten des Istzustandes gesammelt und am Ende dieser Periode (Kontrolltermin) mit dem Sollzustand verglichen. Die sich im Soll-/Ist-Vergleich ergebenden Differenzen werden analysiert, ihre Ursachen und Auswirkungen festgestellt, um Grundlagen für präventive Entscheidungen zu schaffen und korrigierende Maßnahmen auf ihre mehrdimensionalen Auswirkungen bezüglich aller Zielvorgaben zu prüfen. Dazu muß selbstverständlich das Berichtswesen zeitnah auf die eingesetzten Kontrollstandards abgestimmt sein.

Theorem 49:

> Projektmanagement verlangt funktional auf allen Ebenen des Problemlösungsprozesses die Umsetzung des Managementregelkreises.

6 Zusammenfassung

6.1 Theoreme zum Wissenschaftsparadigma

Systemökologie der Medizin

1: Die Medizin erfährt zwangsläufig eine Berührung mit der Informatik weil sie Teil einer realen Welt ist, in der sich tiefgreifende Veränderungen durch die Informations- und Kommunikationstechnologie ereignen. Umgekehrt beeinflußt die Medizin die Informatik durch ihre spezifischen Anforderungen.

Anwendungsbereichsspezifität

2: Die Medizinische Informatik ist eine anwendungsbereichsspezifische Informatik, die durch die besonderen Charakteristiken der Medizin begründet wird.

Zielsetzung

3: Ziel der Medizinischen Informatik ist es, durch die Anwendung formaler Methoden und Konzepte der Informatik und Einsatz zeitgemäßer Informations- und Kommunikationstechnologien Struktur, Prozeß und Ergebnis der Gesundheitsversorgung sowohl in praktischen als auch in theoretischen Aspekten zu unterstützen.

Erfahrungsobjekt

4: Die Medizin oder das Gesundheitssystem als Ganzes ist Erfahrungsobjekt der Medizinischen Informatik, also der Ausschnitt der realen Welt, auf den sich ihr wissenschaftliches Interesse richtet.

Erkenntnisobjekt

5: Erkenntnisobjekte der Medizinischen Informatik sind die aus ihrem Erfahrungsobjekt aspektrelativ abstrahierten informationsverarbeitenden Systeme.

Erklärungsaufgabe

Gestaltungsaufgabe

6: Erklärungsaufgabe der Medizinischen Informatik ist die Analyse und Beschreibung informationsverarbeitender Systeme in der Medizin und im Gesundheitswesen; ihre Gestaltungsaufgabe ist die Modellierung computergestützter biologischer und betrieblicher Informationssysteme zur Lösung der im Rahmen der Systemanalyse identifizierten Probleme der Informationsverarbeitung.

Wissenschaftsparadigma

7: Medizinische Informatik ist die Wissenschaft von der Informationsverarbeitung und der Gestaltung informationsverarbeitender Systeme in der Medizin und im Gesundheitswesen.

6.2 Theoreme zum Erfahrungsobjekt

Medizin

8: Medizin ist das institutionalisierte Ergebnis des Anspruchs, wissenschaftlich begründete und kompetente Hilfe zu gewährleisten, wo Gesundheit gestört oder in Gefahr ist.

Gesundheitsleistungen

9: Gesundheitsleistungen sind für den fremden Bedarf bzw. den Absatz produzierte immaterielle Wirtschaftsgüter zur Förderung, Erhaltung oder Wiederherstellung der individuellen oder kollektiven Gesundheit.

Institutionalisierte Medizin

10: Im System der institutionalisierten Medizin wirken Subjektsystemkomponenten auf Objektsystemkomponenten direkt oder indirekt ein, um deren Gesundheit zu fördern, zu erhalten oder wiederherzustellen.

Subjektsystemkomponenten

11: Subjektsystemkomponenten des Erfahrungsobjekts der Medizinischen Informatik sind Wirtschaftssubjekte oder soziotechnische Systeme, die Gesundheitsleistungen produzieren oder diesbezügliche Vorleistungen erbringen.

Gesundheit

12: Gesundheit ist die Fähigkeit eines Biosystems Störungen zu beseitigen oder auszugleichen.

Objektsystemkomponenten

13: Objektsystemkomponenten des Erfahrungsobjekts der Medizinischen Informatik sind soziale oder biologische Systeme, deren Elemente menschliche Individuen, Organismen oder Bestandteile derselben sind.

Subjekt-Objekt-Relation

14: In der Sicht der Medizinischen Informatik läßt sich die Subjekt-Objekt-Relation in der Medizin als Informationsverarbeitungsmodell beschreiben, in dem das Objektsystem primär als Informationsquelle und das Subjektsystem als Informationsprozessor auftritt.

Relativität der Information

15: Infolge der Relativität der Information als Funktion der Verarbeitungsvorschrift kann ein und dasselbe patientenbezogene Datum bei unterschiedlichen Verarbeitungsvorschriften zu gänzlich anderen Informationen führen.

Kontextbezug der Information

16: Um unterschiedliche Verarbeitungsvorschriften auf Objektsystemdaten anwenden zu können, sind zur Herstellung des Kontextbezuges im konkreten Fall der Medizin neben dem Objektsystembezug (Patientenidentifikation) und den primären Qualifikatoren eines Datums (Konvention oder Angabe über die Art der gespeicherten Information, deren Ausprägung (Wert) und Dimension) zusätzliche Attribute erforderlich.

Informationsgewinnung

17: Wegen der vielfältigen Verarbeitungs- bzw. Zuordnungsmöglichkeiten zwischen Datum und Informationen sowie der Tatsache, daß die Bedeutung eines Datums immer von seinem Kontext abhängig ist, sind die Möglichkeiten der Informationsgewinnung aus Patientendaten besonders zahlreich.

Aggregation der Information

18: In die Aggregationskette der Information in der Medizin gehen neben den ursprünglich objektiven Daten des Patienten, die von ihm primär angeboten oder durch Einsatz spezifischer diagnostischer Maßnahmen erfaßt werden, zusätzliche Interpretations- und Verfahrensvorschriften ein, die dem Arzt bzw. dem Medizinbetrieb zuzurechnen sind.

Integration der Information

19: Die Differenzierung, Spezialisierung und Arbeitsteilung in der Gesundheitsversorgung macht es erforderlich, die Informationen über einen Patienten aus verschiedenen Quellen (Behandlungseinheiten, Disziplinen, Institutionen) logisch zusammenzuführen. Dies gilt sowohl während eines Behandlungsprozesses (horizontal) als auch über mehrere Behandlungsprozesse hinweg (longitudinal).

Gesundheitsleistungsproduktion

20: Gesundheitsleistungsproduktion ist die sich in soziotechnischen Systemen vollziehende, durch Menschen veranlaßte und gelenkte Kombination interner und externer Produktionsfaktoren mit dem Ziel der Erbringung von Gesundheitsleistungen zur unmittelbaren Befriedigung eines individuellen oder kollektiven Bedarfs. Sie umfaßt nicht nur die Erstellung einer konkreten Gesundheitsleistung, sondern auch die Herstellung und Vorhaltung einer nach dem Versorgungsauftrag oder dem betrieblichen Leistungsprogramm definierten Leistungsbereitschaft.

Externer Humanfaktor

21: Der Patient (oder sein Untersuchungsgut) als externer Humanfaktor ist causa effizienz für die Gesundheitsleistungsproduktion.

Produktionsfaktor Information

22: Information ist ein produktiver Faktor bei der Gesundheitsleistungsproduktion.

Kritischer Erfolgsfaktor

23: Dem betrieblichen Informationssystem als System aufeinander bezogener informationsverarbeitender Operationen zur Deckung des einzel- und überbetrieblichen Informationsbedarfs bzw. zur Qualifizierung der betrieblichen Entscheidungen und zielorientierten Steuerung der Geschäftsprozesse kommt die Eigenschaft eines "kritischen Erfolgsfaktors" zu.

Rollenträger „Patient“

24: Der Humanfaktor "Patient" partizipiert an der Gesundheitsleistungsproduktion als multipler Rollenträger.

Autonome Disponierbarkeit

25: Der Humanfaktor "Patient" als externer Produktionsfaktor entzieht sich der autonomen Disponierbarkeit durch den Produzenten.

Faktorkombinationsprozeß

26: Der Humanfaktor "Patient" qualifiziert (neben den betrieblichen Sachzielen) den Faktorkombinationsprozeß oder Zeitpunkt, Art, Menge und Ort der produzierten Gesundheitsleistung.

Standortgebundenheit

27: Die Standortgebundenheit der Gesundheitsleistungsproduktion verlangt Mobilität des Humanfaktors "Patient".

Betroffener

28: Der Humanfaktor "Patient" ist Betroffener im Sinne des Datenschutzrechts.

Dominante Produktionsfaktoren

29: Neben dem Humanfaktor "Patient" sind brainwareintensive Arbeitsleistungen und eine humanfaktororientierte Medizintechnologie dominante Faktoren der Gesundheitsleistungsproduktion.

Funktionale Leistungs-/Einsatzrelationen

30: Charakteristisch für die Gesundheitsleistungsproduktion sind funktionale Leistungs-/Einsatzrelationen, die durch die Limitionalität der eingesetzten Produktionsfaktoren determiniert sind.

Qualitätssicherung

31: Qualitätssicherung bei der Gesundheitsleistungsproduktion läßt sich nur durch die Vorverlagerung der Qualitätskontrolle auf die eingesetzten Produktionsfaktoren sowie den Faktorkombinationsprozeß erreichen.

Outputmessung

32: Infolge der Immaterialität der Gesundheitsleistung läßt sich der Output der Gesundheitsleistungsproduktion nur indirekt messen. Dagegen unterliegt die Ausführung der Gesundheitsleistung aufgrund der direkten persönlichen Betroffenheit unmittelbar subjektiven Bewertungen.

Problemgüter

33: In der Terminologie des Marketing sind Gesundheitsleistungen "Problemgüter", da als Absatzobjekt lediglich ein Leistungsziel beziehungsweise die Bereitschaft zur Produktion von Gesundheitsleistungen angeboten werden kann.

Gestaltungsebenen

34: Gestaltungsebenen der Gesundheitsleistungsproduktion sind die Produkt- und Leistungsprogrammgestaltung, die Potentialgestaltung und die Prozeßgestaltung.

Semantisches Differential

35: Das „semantische Differential" der Gesundheitsleistungsproduktion bestimmt nicht nur die Anwendbarkeit produktionswirtschaftlicher (industrieller) Management- und Produktionsparadigmen auf Medizinbetriebe, sondern determiniert auch deren branchenspezifisches betriebliches Informationssystem.

6.3 Theoreme zum Erkenntnisobjekt

Informationssystem

36: Informationssysteme, d. h. Systeme aufeinander bezogener informationsverarbeitender Operationen, sind Teilsysteme biologischer und soziotechnischer Systeme.

Computergestütztes Informationssystem

37: Ein computergestütztes Informationssystem ist ein "Mensch-Aufgabe-Technik-System", das in der Medizinischen Informatik durch die informationstechnische Modellierung biologischer oder betrieblicher Informationssysteme entsteht. Dabei ist stets anzugeben, unter welchen Aspekten es geschaffen wurde bzw. wird und welchen Zwecken es jetzt oder künftig dienen soll.

Anwendungssystem

38: Ein Anwendungssystem ist ein computergestütztes Informationssystem, das in der Medizinischen Informatik einen konkreten Gegenstandsbereich ihres Erfahrungsobjektes (biologisches System, soziotechnisches System) modelliert.

Anwendungssystem-Architektur

39: Die Architektur eines Anwendungssystems wird in jeder (Lebens-)Phase seiner informationstechnischen Modellierung (Modellebene) unter verschiedenen, für die konstruktive Gestaltung zweckdienlichen Sichten betrachtet.

6.4 Theoreme zur Erklärungs- und Gestaltungsaufgabe

Problemlösungsprozeß

40: Problemlösungsprozesse in der Medizinischen Informatik werden als Projekte organisiert.

Projekttypen

41: Projekte in der Medizinischen Informatik sind teilweise als reine Forschungsprojekte, teilweise auch als Mischtypen von Forschungs- und Realisierungsprojekten zu qualifizieren.

Information Systems Engineering

42: Die Bearbeitung der Erklärungs- und Gestaltungsaufgabe der Medizinischen Informatik beschreibt einen Problemlösungsprozeß, dessen inhaltliche Aspekte durch die Aktivitäten des Information Systems Engineering definiert werden.

Life cycle-Paradigma

43: Anwendungssysteme durchlaufen als künstliche, vom Menschen geschaffene computergestützte Informationssysteme zeitlich voneinander abgrenzbare Lebensphasen:

- Systembedarfsanalyse,
- Systemplanung,
- Systemrealisierung,
- Systemeinführung,
- Systemnutzung und
- Systemstillegung.

Phasenkonzept

44: Bezeichnet ein Anwendungssystem ein computergestütztes Informationssystem, das in einem konkreten Anwendungszusammenhang eingesetzt wird, dann gliedert das Phasenkonzept den organisierten (projektorientierten) Problemlösungsprozeß zeitlichen nach den Lebensphasen des Anwendungssystems oder logisch nach den methodischen Vorgehensschritten, die zu seiner Modellierung erforderlich sind.

Vorgehensmodell

45: Wegen der besonderen Charakteristiken ihres Erfahrungsobjektes bedient sich die Medizinische Informatik bei der Abwicklung von Problemlösungsprozessen insbesondere evolutionärer Vorgehensmodelle.

Projektmanagement

46: Die Bearbeitung der Erklärungs- und Gestaltungsaufgabe der Medizinischen Informatik beschreibt einen Problemlösungsprozeß, dessen organisatorische Aspekte durch die institutionelle, funktionale und instrumentelle Dimension des Projektmanagements definiert werden.

Projektstruktur

47: Instanzen einer Projektstruktur sind der Auftraggeber, das Projektteam, der Anwender bzw. Benutzer des Anwendungssystems sowie die Beratungs- und Entscheidungsinstanz.

Projekt-organisation

48: Projekte in der Medizinischen Informatik werden typischerweise nach der Matrix-Projektorganisation durchgeführt.

Management-regelkreis

49: Projektmanagement verlangt funktional auf allen Ebenen des Problemlösungsprozesses die Umsetzung des Managementregelkreises.

7 Literaturhinweise

ACM (1987): Proceedings of the ACM Conference on the history of Mecical Informatics. Maryland: National Library of Medicine.

Ackoff, R. L. (1971): Towards a System of System Concepts. Management Sciences 17, S. 661 - 671.

Alperovitch, A., De Dombal, F. T., Grémy, F. (1979): Evaluation of efficacy of medical action. Amsterdam - New York - Oxford: North Holland.

Bakker, A. R., Ehlers, C. Th., Bryant, J. R., Hammond, W. E., Hrsg. (1992): Hospital Information Systems: Scope - Design - Architecture. Amsterdam - London - New York - Tokyo: North Holland.

Ball, M. J., Collen, M. F. (1992): Aspects of the Computer-based Patient Record. New York - Berlin - Heidelberg: Springer.

Ball, M. J., Douglas, J. V., O'Desky, R. I., Albright, J. W. (1991): Healthcare Information Management Systems - a practical guide. New York - Berlin - Heidelberg: Springer.

Balzert, H., Hrsg. (1991): CASE-Systeme und Werkzeuge. Heidelberg: Spektrum Akademischer Verlag.

Bemmel van, J. H. (1984): The structure of Medical Informatics. Med. Inform. 9, S. 175 - 180.

Bemmel van, J. H., Lindberg, D.A.B., Grémy, F., Shortliffe, E. H., Wigertz, O. B. (1988): Data, Information and Knowledge in Medicine; Developments in Medical Informatics in Historical Perspective. Stuttgart: Schattauer.

Berekoven, L. (1974): Der Dienstleistungsbetrieb. Wiesbaden: Gabler.

Bertalanffy, L. (1968): General System Theory - Foundations, Development, Applications. New York: Braziller.

Bihr, H., Seelos, H.-J. (1997): Entwicklung eines Referenzdatenmodells für Krankenhäuser. Wirtschaftsinformatik 39, S. 367 - 371.

Björn-Andersen, N., Davis, G. B. (1988): Information Systems Assesment: Issues and Challenges. Amsterdam - New York - Oxford: North-Holland.

Blois, M. S. (1984): Information and Medicine - the Nature of Medical Descriptions. Berkeley - Los Angeles: University of California Press.

Boar, H. (1984): Application Prototyping. New York: John Wiley & Sons.

Boehm, B. (1988): A spinal model of software development and enhancement. IEEE Computer 21, S. 61 - 72.

Boy, J., Dudek, C., Kuschel, S. (1997): Projektmanagement. Grundlagen, Methoden und Techniken, Zusammenhänge. Offenbach: Gabal.

Chen, P. P. (1976): The Entity-Relationship Model. ACM 1, S. 9 - 36.

Churchman, C. W. (1981): Der Systemansatz und seine „Feinde". Bern - Stuttgart: Haupt.

Clark, C. (1957): The conditions of economic progress. London: Mac Millan.

Coad, P., Yourdon, E. (1991): Object-Oriented Design. Englewood Cliffs: Yourdon Press.

Corsten, H. (1990): Betriebswirtschaftslehre der Dienstleistungsunternehmen. München - Wien: Oldenburg.

Corsten, H. (1994): Integratives Dienstleistungsmanagement - ein Reader. Wiesbaden: Gabler.

Cote, R. A., Protti, D. J., Scherrer, J. R. (1985): Role of informatics in health data coding and classification systems. Amsterdam - New York - Oxford: North Holland.

Daenzer, W. F., Huber, F., Hrsg. (1997): Systems Engineering - Methodik und Praxis. Zürich: Verlag Industrielle Organisation.

Denert, E. (1991): Software - Engineering - Methodische Projektabwicklung. Berlin - Heidelberg - New York: Springer.

Dinkhauser, P. (1979): Organisationsprojekte besser führen. Zürich: Verlag Industrielle Organisation.

Donabedian, A. (1974): The quality of medical care. Methods for assessing and monitoring the quality of care for research and for quality assurance programs. Science 200, S. 856 - 864.

Eichhorn, P. (1987): Allgemeine und öffentliche Betriebswirtschaftslehre, insbesondere Doppik und Kameralistik. In: P. Eichhorn (Hrsg.): Doppik und Kameralistik. Baden-Baden: Nomos-Verlag.

Eichhorn, S. (1979): Produktion im Gesundheitswesen. In: W. Kern (Hrsg.): Handwörterbuch der Produktion. Stuttgart: Poeschel, S. 681 - 689.

End, W., Gotthardt, H., Winkelmann, R. (1990): Softwareentwicklung. Berlin - München: Siemens.

Esprit Consortium AMICE, Hrsg. (1989): Open System Architecture for CIM. Research Reports ESPRIT, Project 688, AMICE, Vol. 1. Berlin - Heidelberg - New York: Springer.

Ferber, von C. (1971): Die Rolle des Arztes in der modernen Gesellschaft. Praktischer Arzt 8, S. 1146 - 1163.

Ferstl, O. K., Sinz, E. J. (1991): Ein Vorgehensmodell zur Objektmodellierung betrieblicher Informationssysteme im Semantischen Datenmodell (SOM). Wirtschaftsinformatik 33, S. 477 - 491.

Ferstl, O. K., Sinz, E. J. (1994): Grundlagen der Wirtschaftsinformatik. München: Oldenbourg.

GI (1996): Informationen über die Gesellschaft für Informatik e. V. Bonn: Gesellschaft für Informatik e. V. (GI).

GMDS - Arbeitsgruppe Qualitätssicherung in der Medizin (1996): Begriffe und Konzepte des Qualitätsmanagements. Informatik, Biometrie und Epidemiologie 27, S. 200 - 230.

GMDS/GI (Deutsche Gesellschaft für Medizinische Informatik, Biometrie und Epidemiologie e. V./Gesellschaft für Informatik e. V.) (1993): Zertifikat Medizinische Informatik - Durchführungsrichtlinien. Informatik, Biometrie und Epidemiologie 24, S. 28 - 38.

Gomez, P. (1981): Modelle und Methoden des systemorientierten Managements. Bern - Stuttgart: Haupt.

Grémy, F. (1987): Informatique médicale - introduction à la méthodologie en médicine et santé publique. Paris: Flammarion.

Gryczan, G., Züllighoven, H. (1992): Objektorientierte Systementwicklung, Leitbild und Entwicklungsdokumente. Informatik-Spektrum 5, S. 264 - 272.

Gutenberg, E. (1962): Unternehmensführung - Organisation und Entscheidungen. Wiesbaden: Gabler.

Gutzwiller, T., Österle, H. (1996): CC RIM, Referenz-Meta-Modell-Analyse, Bericht Nr.: IM 2000/CCRIM/2, Version 2.0. St. Gallen: Institut für Wirtschaftsinformatik.

Haefner, K. (1992): Evolution of Information Processing Systems - an interdisciplinary approach for a new understanding of nature and society. Berlin - Heidelberg - New York: Springer.

Hansel, J., Lomnitz, G. (1987): Projektleiter-Praxis; Erfolgreiche Projektabwicklung durch verbesserte Kommunikation und Kooperation. Berlin - Heidelberg: Springer.

Hasenkamp, U., Hrsg. (1990): Anwendungsarchitektur - Basis für systemunabhängige Lösungen? Schwerpunktheft Wirtschaftsinformatik 32.

Haux, R., Leven, F. J., Möhr, J. R., Protti, D. J. (1994): Special Issue on Health and Medical Informatics Education. Meth. Inform. Med. 33, S. 246 - 329.

Hayek, F. A. (1972): Die Theorie komplexer Phänomene. Tübingen: Mohr.

Hazzah, A. (1990): Rosetta Stone for Developers ? Model built by IBM and partners charts new course for application development. Software Magazine 7, S. 87 - 96.

Heinrich, L. J., Burgholzer, P. (1987): Informationsmanagement; Planung, Überwachung und Steuerung der Informations-Infrastruktur. München - Wien: Oldenbourg.

Heinrich, L. J., Burgholzer, P. (1987): Systemplanung I. München - Wien: Oldenbourg.

Heinrich, L. J., Burgholzer, P. (1988): Systemplanung II. München - Wien: Oldenbourg.

Herder-Dorneich, Ph., Kötz, W. (1972): Zur Dienstleistungsökonomik - Systemanalyse und Systempolitik der Krankenhauspflegedienste. Berlin: Duncker & Humblot.

Hesse, W., Barkow, G., von Braun H., et al. (1994): Terminologie der Softwaretechnik - ein Begriffssystem für die Analyse und Modellierung von Anwendungssystemen. Teil 1: Begriffssystematik und Grundbegriffe. Informatik-Spektrum 17, S. 39 - 47; Teil 2: Tätigkeits- und ergebnisbezogene Elemente. Informatik-Spektrum 17, S. 96 - 105.

Jaster, H.-J., Hrsg. (1997): Qualitätssicherung im Gesundheitswesen. Stuttgart - New York: Thieme.

Kanter, I. (1992): Managing with Information. Englewood Cliffs: Prentice Hall.

Krcmar, H. (1990): Bedeutung und Ziele von Informationssystem-Archiktekturen. Wirtschaftsinformatik 32, S. 395 - 402.

Kuhn, T. S. (1976): Die Struktur wissenschaftlicher Revolutionen. Frankfurt: Suhrkamp.

Kupper, H. (1991): Zur Kunst der Projektsteuerung. München - Wien: Oldenbourg.

Kurbel, K., Strunz, H., Hrsg. (1990): Handbuch Wirtschaftsinformatik. Stuttgart; Poeschel.

Langefors, B. (1970): Theoretical Analysis of Information Systems, Vol I. Kopenhagen: Akademischer Verlag.

Lucas, H. C., Land, F. F., Lincoln, T. J., Supper, K. (1980): The Information Systems Environment. Amsterdam - New York - Oxford: North-Holland.

Maleri, R. (1991): Grundlagen der Dienstleistungsproduktion. Berlin - Heidelberg - New York - Tokyo: Springer.

Martin, J. (1990): Information Engineering, Bd. 1 - 3. New Jersey: Englewood Cliffs.

Mertens, P., Holzner, I. (1992): Eine Gegenüberstellung von Integrationsansätzen der Wirtschaftsinformatik. Wirtschaftsinformatik 34, S. 5 - 25.

Möhr, J. R., Leven, F. J., Rothemund, M. (1982): Formal Education in Medical Informatics - Review of ten years experience with a specialized university curriculum. Meth. Inform. Med. 21, S. 169 - 180.

Österle, H. (1995): Business Engineering, Prozeß- und Systementwicklung. Band 1: Entwurfstechniken. Berlin - Heidelberg - New York: Springer.

Olle, T. W., Sol, H. G., Tully, C. J. (1987): Information Systems Design Methodologies: A feature analysis. Amsterdam - New York - Oxford: North-Holland.

Olle, T. W., Sol, H. G., Verrijn-Stuart, A. A. (1986): Information Systems Design Methodologies: Improving the practice. Amsterdam - New York - Oxford: North-Holland.

Olle, T. W., Sol, H. G., Verrijn-Stuart, A. A. (1988): Information Systems Design Methodologies: A comparative review. Amsterdam - New York - Oxford: North-Holland.

Patzak, G. (1982): Systemtechnik - Planung komlexer innovativer Systeme. Berlin - Heidelberg - New York: Springer.

Peterson, H. E., Isaksson, A. I. (1982): Communication Networks in Health Care. Amsterdam - New York - Oxford: North Holland.

Peterson, H. E., Schneider, W. (1986): Human-computer communications in health care. Amsterdam - New York - Oxford: North Holland.

Petri, C. A. (1979): Ansätze zur Organisationstheorie rechnergestützter Informationssysteme. Bericht Nr. 111 der Gesellschaft für Mathematik und Datenverarbeitung. München - Wien: Oldenbourg.

Probst, G., Gomez, P., Hrsg. (1989): Vernetztes Denken. Unternehmen ganzheitlich Führen. Wiesbaden: Gabler.

Popper, K. R. (1984): Logik der Forschung. Tübingen: Mohr.

Reichertz, P. L. (1988): Konzepte der Medizin und Informatik, eine Einführung in die Medizinische Informatik. Hannover: Institut für Med. Informatik, Medizinische Hochschule Hannover.

Reichertz, P. L. (1977a): Health care delivery as a system. In: P. L. Reichertz, G. Goos (Hrsg.): Informatics and Medicine - an advanced course. Berlin - Heidelberg - New York: Springer, S. 32-54.

Reichertz, P. L. (1977b): Towards Systematization. Meth. Inform. med. 16, S.125 - 130.

Reichertz, P. L., Goos, G., Hrsg. (1977c): Informatics and Medicine - an advanced course. Berlin - Heidelberg - New York: Springer.

Resnikoff, H. L. (1989): The Illusion of Reality. New York - Berlin - Heidelberg: Springer.

Rosenkranz, K. O. , Reichertz, P. L. (1975): Prinzipien des Projektmanagement im Gesundheitswesen. In: P. L. Reichertz, G. Holthoff (Hrsg.): Methoden der Informatik in der Medizin. Berling - Heidelberg - New York: Springer.

Schaefer, G. (1987): Leben und Gesundheit - begriffliche Dimensionen einer positiven Gesundheitserziehung. Tagungsbericht der 3. Tagung der Deutschen Arbeitsgemeinschaft für kardiologische Prävention und Rehabilitation, Bad Nauheim.

Scheer, A.-W. (1990): Wirtschaftsinformatik - Informationssysteme im Industriebetrieb. Berlin - Heidelberg - New York - Tokyo: Springer.

Scheer, A.-W. (1995): Architektur integrierter Informationssysteme - Grundlagen der Unternehmensmodellierung. Berlin - Heidelberg - New York - Tokyo: Springer.

Schröder, H. J. (1973): Projektmanagement - eine Führungskonzeption für außergewöhnliche Vorhaben. Wiesbaden: Gabler.

SAP AG, Hrsg. (1993): SAP-Informationsmodell. Modellgestütztes Informationsmanagement im R/3-System. Walldorf: SAP AG.

Seelos, H.-J. (1982): Prinzipien des Projektmanagements im Gesundheitswesen. Berlin - Heidelberg - New York: Springer.

Seelos, H.-J. (1985a): Towards the object of Medical Informatics (Editorial). Meth. Inform. Med. 24, S. 175 - 176.

Seelos, H.-J. (1985b): Wirkungsanalyse computergestützter medizinischer Informationssysteme auf der Basis des „Rapid Prototyping". Angewandte Informatik 27, S. 361 - 371.

Seelos, H.-J. (1987): Medizinische Informatik - Wissenschaft zwischen Organ und Organisation. Medwelt 38, S. 860 - 862.

Seelos, H.-J. (1988a): Focusing on Medical Informatics (Editorial). Meth. Inform. Med. 27, S. 1 - 2.

Seelos, H.-J. (1988b): Towards the morphology of medical information systems. Med. Inform. 13, S. 71 - 79.

Seelos, H.-J. (1988c): Krankenhausinformatik als Wissenschaft - Entwicklung, Stand und Perspektiven. In: J. Gronemann, K. Keldenich (Hrsg.): Krankenhausökonomie in Wissenschaft und Praxis. Kulmbach: Baumann, S. 372 - 382.

Seelos, H.-J. (1989): Ergebnisse einer Umfrage zur Situation der Medizinischen Informatik aus der Sicht der wissenschaftlich medizinischen Fachgesellschaften. Mitteilungsblatt 2/89 des Bundesverbandes der Medizinischen Informatiker e. V., S. 8 - 14.

Seelos, H.-J., Hrsg. (1990): Wörterbuch der Medizinischen Informatik. Berlin - New York: de Gruyter.

Seelos, H.-J. (1991): Informationssysteme und Datenschutz im Krankenhaus. Strategische Informationsplanung - Informationsrechtliche Aspekte - Konkrete Vorschläge. Braunschweig: Vieweg.

Seelos, H.-J. (1992): A New Paradigm of Medical Informatics (Editorial). Meth. Inform. Med. 31, S. 79 - 81.

Seelos, H.-J. (1993): Zum semantischen Differential der Gesundheitsleistungsproduktion. Zeitschrift für öffentliche und gemeinwirtschaftliche Unternehmen 16, S. 303 - 315.

Seelos, H.-J., Hrsg. (1994a): Informationssysteme im Gesundheitswesen. Wirtschaftsinformatik 36, S. 313 - 368.

Seelos, H.-J., Hrsg. (1994b): Schwerpunktthema: Medizinische Informatik. it + ti-Informationstechnik und Technische Informatik 36, S. 6 - 65.

Seelos, H.-J. (1994c): Zur Integrationsfähigkeit in und zum Integrationsvermögen der Medizinischen Informatik. Informatik, Biometrie und Epidemiologie in der Medizin und Biologie 25, S. 115 - 117.

Seelos, H.-J., Hrsg. (1997a): Medizinische Informatik, Biometrie und Epidemiologie: Lehrbuch. Berlin - New York: de Gruyter.

Seelos, H.-J. (1997b): Zur Dienstleistungsökonomie der Gesundheitsleistungsproduktion. Zeitschrift für öffentliche und gemeinswirtschaftliche Unternehmen, im Druck.

Seelos, H.-J. (1997c): Datenschutz bei Medizinbetrieben. In: H.-J. Jaster (Hrsg.): Qualitätssicherung im Gesundheitswesen. Stuttgart - New York: Thieme, S. 249 - 261.

Sernadas, A., Bubenko, I., Olivé, A. (1985): Information Systems: Theoretical and formal aspects. Amsterdam - New York - Oxford: North-Holland.

Shortliffe, E. H., Wiederhold, G., Fagan, L. M. (1990): Medical Informatics - Computer Applications in Health Care. Reading, Mass.: Addison-Wesley Publishing Company.

Sinz, J. E. (1996): Ansätze zur fachlichen Modellierung betrieblicher Informationssysteme. Entwicklung, aktueller Stand und Trends. In : H. Heilmann, L. J. Heinrich, F. Roithmayr (Hrsg.): Information Engineering. München: Oldenbourg, S. 123 - 143.

Sinz, J. E. (1997): Architektur betrieblicher Informationssysteme. Bamberger Beiträge zur Wirtschaftsinformatik Nr. 40. Bamberg: Otto-Friedrich-Universität Bamberg.

Software AG, Hrsg. (1988): Predict Case Einführung. Darmstadt: Software AG.

Solvberg, A., Kung, D. C. (1993): Information Systems Engineering. An Introduction. Berlin - Heidelberg - New York: Springer.

Sowa, J. F., Zachmann, J. A. (1992): Extending and formalizing the framework for information systems architecture. IBM Systems Journal 31, S. 590 - 616.

Stachowiak, H. (1973): Allgemeine Modelltheorie. Wien - New York: Springer.

Steinmüller, W. (1993): Informationstechnologie und Gesellschaft - Einführung in die angewandte Informatik. Darmstadt: Wissenschaftliche Buchgesellschaft.

Strunz, H. (1990): Zur Begründung einer Lehre von der Architektur informationstechnikgestützter Informations- und Kommunikationssysteme 32, S. 439 - 445.

Synott, W. R., Gruber, W. H. (1981): Information Resource Management. New York: Wiley.

Timmers, T., Blum, B. I., Hrsg. (1992): Software Engineering in Medical Informatics. Amsterdam - New York: Elsevier.

Trampisch, H. J., Haux, R., Nowak, H. et al., Hrsg. (1992): Praxis-,

Studien- und Forschungsführer Medizinische Informatik, Biometrie und Epidemiologie. Stuttgart - Jena - New York: Fischer.

Valk, R. (1997): Die Informatik zwischen Formal- und Humanwissenschaften. Informatik-Spektrum 20, S. 95 - 100.

Vetter, M. (1985): Aufbau betrieblicher Informationssysteme mittels konzeptioneller Datenmodellierung. Stuttgart: Teubner.

Vetter, M. (1988): Strategie der Anwendungssoftware-Entwicklung - Planung, Prinzipien, Konzepte. Stuttgart: Teubner.

Vetter, M. (1994): Global denken, lokal handeln in der Informatik. Stuttgart: Teubner.

Wall, F. (1996): Organisation und betriebliche Informationssysteme. Elemente einer Konstruktionstheorie. Wiesbaden: Gabler.

Weed, L. L. (1978): Das problemorientierte Krankenblatt. Stuttgart - New York: Schattauer.

Wieland, W. (1975): Diagnose: Überlegungen zur Medizintheorie. Berlin - New York: de Gruyter.

Wingert, F. (1979): Medizinische Informatik. Stuttgart: Teubner.

Winograd, T., Flores, F. (1986): Understanding Computers and Cognition: A New Foundation for Design. Norwood: Ablex Publishing Co.

Wollnik, M. (1986): Implementierung computergestützter Informationssysteme: Perspektive und Politik informationstechnologischer Gestaltung. Berlin - New York: de Gruyter.

Wollnik, M., Seelos, H.-J. (1990): Stichworteintrag: „Computergestütztes Informationssystem". In: H.-J. Seelos (Hrsg.): Wörterbuch der Medizinischen Informatik. Berlin - New York: de Gruyter, S. 112 - 113.

Wylie, C. M. (1970): The Definition and Measurement of Health and Disease. Health Report 85, S. 100 - 104.

Zachmann, J. A. (1987): A Framework for Information System Architecture. IBM Systems Journal 26, S. 276 - 292.

Zehnder, C. A. (1986): Informatik-Projektabwicklung. Stuttgart: Teubner.

Zogg, A. (1974): Systemorientiertes Projektmanagement. Zürich: Verlag industrielle Organisation.

8 Index